申康中心现代医院管理系列丛书

医院战略采购

上海申康医院发展中心
上海市儿童医院　　　　　　编著
上海东松医疗科技股份有限公司

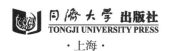

同济大学出版社
TONGJI UNIVERSITY PRESS
·上海·

内 容 介 绍

随着大健康规划布局和支付方式的变革,患者多层次需求和科技发展推动了医疗成本上升,医院采购转型已箭在弦上。根据医院高质量发展的要求,本书围绕医院采购为何要转型、怎样转型和以何支撑可持续发展三个问题展开。首先从医院采购现状和政策联动导向的视角,阐述采购战略转型的必要性与现实意义;其次讨论从战术采购迈向战略采购的设计与优势,包括组织架构、流程再造、供应商及供应链管理等,并在药品、设备、耗材、试剂和外包等品类实践中提出采购的具体方法;最后结合医疗科技的兴起,倡导可持续性发展,提出价值采购、数字采购、创新采购将成为医院采购发展的必由之路。

本书适合推动医院优化资源配置的变革者,期望提升医院采购绩效的专业人员,以及想了解医院采购需求并愿意提供价值的供应商等人员阅读,也可供相关领域的读者参考。

图书在版编目(CIP)数据

医院战略采购 / 上海申康医院发展中心,上海市儿童医院,上海东松医疗科技股份有限公司编著.—上海:同济大学出版社,2023.8

(申康中心现代医院管理系列丛书)

ISBN 978-7-5765-0714-0

Ⅰ. ①医… Ⅱ. ①上… ②上… ③上… Ⅲ. ①医院—采购管理—研究—中国 Ⅳ. ①R197.322

中国国家版本馆 CIP 数据核字(2023)第 014509 号

医院战略采购

上海申康医院发展中心
上海市儿童医院　　　　　　　　　**编著**
上海东松医疗科技股份有限公司

责任编辑　姚烨铭　　**责任校对**　徐春莲　　**封面设计**　张　微

出版发行　同济大学出版社　　　www.tongjipress.com.cn
　　　　　(地址:上海市四平路 1239 号 邮编:200092 电话:021-65985622)
经　　销　全国各地新华书店
排　　版　南京文脉图文设计制作有限公司
印　　刷　上海安枫印务有限公司
开　　本　787mm×1092mm　1/16
印　　张　12.75
字　　数　255 000
版　　次　2023 年 8 月第 1 版
印　　次　2023 年 8 月第 1 次印刷
书　　号　ISBN 978-7-5765-0714-0

定　　价　96.00 元

编 委 会

主 任: 王兴鹏
副主任: 陈 睦
主 编: 沈 兵 文志林 庞继全

参编单位及参编人员
上海申康医院发展中心:沈 兵 金广予 黄玲萍 张 婷
侯冷晨 李晶慧 尤 健 余松轩
上海市第一人民医院:翁怡毅
上海市第十人民医院:黄 亮
上海交通大学医学院附属仁济医院:张 坚
上海交通大学医学院附属第九人民医院:张殷雷
上海交通大学医学院附属新华医院:黄亦成
上海市胸科医院:顾 伟
同济大学附属第一妇婴保健院:董政军
中国福利会国际和平妇幼保健院:赵 曙
上海市儿童医院:文志林 徐丽军
复旦大学附属儿科医院:陶麒麟
上海市皮肤病医院:曹 辉
上海交通大学医学院附属同仁医院:徐文蔚
上海东松医疗科技股份有限公司:庞继松 吕敏华
凯尼思商学院:徐 波
上海立达学院:王 淼
上海蓬海涞讯数据技术有限公司:姜 晶

序 言

现代社会发展至今,大多数国家都面临医疗卫生公共产品的质量安全、成本管控、服务可及等方面的难题。而产品采购的优质、及时、高效都与患者诊治结果息息相关,所以医疗机构供应链管理的重要性越来越突出。在实行全面预算管理和高度强调精细化管理的背景下,医疗机构采购管理还存在很大的提升空间,如部分医院没有提前编制有效的采购计划;当供应链出现问题时,无法及时获得早期预警;部分产品的采购价格高,甚至缺少可替代性等。因此,在医院供应链生态系统层面,我们仍有许多挑战性的工作要做。

《医院战略采购》一书阐述了"价值医疗"成为全球共识后,医疗机构的采购活动从战术采购向战略采购的转型方案。要以价值医疗倒逼采购提质增效,挖掘并发挥战略采购的价值和作用。作为原来不受重视的"边缘部门"的医院采购科室,要从其他行业采购部门的升级转型中汲取灵感和知识,在高速发展的环境中快速实现部门资源的梳理和重新配置,完成流程的集约和优化,实现战略转向,从而成就医院医疗服务新的增长与发展。

本书对战略采购转型给出了具体的建议解决方案,将创新意识贯穿其中。在采购的组织建设、服务模式、人才与技术进步等方面,本书从更高的立意、更广的视野,提出了新的思路与路径。以规范操作、高效安全作为采购的核心准则,有助于降低成本和防控风险。在公立医院高质量发展背景下,战略采购更有利于医疗机构落实国家对医疗、医药、医院改革的关键 KPI 指标,提高医务人员的工作热情,进一步提高工作效率和改善医疗服务质量。战略采购思维可以指导医疗机构在未来的采购工作中作出合适的内外部协同变革,持续释放更多的价值。

科技发展对现代社会的影响深入每一个毛孔,科技创新催生了大量的新药、新设备、新器械和新耗材。同时,生物信息学、医学和人工智能等领域的跨界融合,前所未有地加速了用于疾病治疗的药物、设备器械、耗材的研究、开发和临床应用。医院采购人员在收集需求、识别价值等方面需要更多地利用科技手段,快速更新迭代知识、提升能力,以适应战略采购时代对个人素养的要求。采购人员需要通过大数据分析技术进行知识建模,从海量数据中精准找到需要的供应信息,并将其转化为真实的、可操作的方案,用以辅助采购决策,从而能够面对复杂的业务需求和层出不穷的疾病问题迅速提供创新的、综合的解决方案。数字经济发展将促进物资流、信息流、资金流的畅通与高度协调,实现人、财、物有机结合,采购人员应帮助医院切实地、更快地实现转型,以适应数字化时代的要求。

本书在公立医院高质量发展背景下,为各医疗机构采购模式的改变提供了思路,探索了路径。围绕医院采购工作为什么要转型、怎样转型和转型后的可持续发展提供了思考,当然只是一家之言,欢迎各位同道批评指正。

2023 年 7 月 23 日

前 言

　　据卫生部门统计显示,截至 2020 年年底我国医保参保人数达 13.5 亿,覆盖率超 95%,人均寿命已达 77 岁,60 岁及以上老年人超过 2.5 亿,慢性病已成为社会主要疾病负担。随着老年人口的增加,全社会对医疗机构和医疗设施设备的需求进一步增加,对医疗服务供给侧的期望值大幅提升,这在一定程度上造成了结构性医疗服务资源的不均衡、不均质。医疗服务供给侧要满足人民群众日益增长的医疗卫生健康需求,这是一项复杂的综合改革工程,其中医疗机构后勤保障、物资设备及保障服务供应链的优质高效是非常重要的基石。

　　医改是当前社会全面深化体制机制改革的重要组成部分,医改中非常重要的一个内容就是优化卫生资源的精准投放和提高卫生资源的使用效率。医改统筹推进医保、医疗、医药的联动改革,实施医保支付方式的改革,充分发挥医保在降低药品、耗材价格中的主导作用。这个过程对医疗机构的物资采购和供应链组织是一次深刻的重组和重构。医疗机构在改革过程中能紧跟国家医改思路,通过对医院供应链的模式变革和流程再造,实现国家、服务对象(患者及家属)以及医疗机构的多赢、共赢至关重要,这将长远影响医院后续的健康发展。

　　在实行药品耗材零加成、疾病诊断相关分组(Diagnosis Related Groups,DRG)收费后,如何实现医院财务的健康运行,助力医院可持续发展,组织优质高效的供应链,实现采购工作跨越式能力提升的重要性不言而喻。因此,采购转型势在必行,但采购转型说易行难。在公益性目标下围绕提质增效的采购转型并不容易。一是医院采购物资或服务品类繁杂、数量庞大,部分先进设备、材料的技术甄别要求极高;二是医院采购在组织、流程和内控体系上与医疗转型发展的高要求相比,还存在相当差距;三是各医院采购部门工作人员完全专业对口、科班出身的少之又少。目前对采购的认知更趋向经验性和碎片化,为此,本书尝试为医院管理层和采购部门提供一个新的视角,以医院采购的沿革作为主线索,解读医院采购的现状、实践和未来,启发读者对医院采购模式转型的思考,为医院采购提供创新性和综合性解决方案。

在解读医院采购的现状中,本书重点介绍了采购的概况、特点、局限和挑战。医院的竞争格局正在变化,要求医院采购具备更全面的能力;要求医院明确界定采购目标、监督和问责机制,形成对采购绩效的有效管理。当医院的采购职能、供应链连接方式都发生改变时,组织架构和对员工技能的要求也随之转变。采购人员要主动向具有更高价值的角色转型,如成为战略采购专家、物资品类专家、供应商全生命周期管理人员及数字化运营人员等。在实施方法上,要结合不同物资的采购特点,通过采购组织架构重组和流程再造,实现降本增效提质。随着数字技术和科学知识的普及,更多的医院将面临对供应商管理的挑战,供应商画像和供应链管理将成为医院提供高质量采购的保障。

本书在对未来医院采购的架构中提出,采购人员是医院外部资源的重要管理者,可帮助医院打造供应链管理竞争方面的优势,所以对采购管理的升级至关重要。医院采购应以患者为中心,以业务需求为导向,推进价值采购、数字化采购和创新采购;应对创新浪潮,需要面对众多不确定性,只有实现技术与管理的协同创新,才能更好地推动医院采购不断变革向前发展。医院唯有将最擅长的技术、知识、经验和资产结合在一起,形成创新合力,才能避免被时代抛弃。理解数字化的价值与趋势,拥抱变化,抓住转型机遇,参与数字化进程,将眼光放在可持续发展上,强调通过加强采购的内部控制和监督来降低运营风险,走智能、敏捷、创新之路。

限于作者水平,书中难免存在着不足,敬请广大读者批评指正。

2023 年 3 月

目 录

医院采购概况

1.1 医院采购基本概念

1.1.1 医院采购定义

医院采购是指为支持医院业务运营获取物资和服务而执行购买的一系列流程,这些物资和服务包括药品、设备、耗材、设施、信息和维保服务等。医院采购非常重要,直接关系到医院能否保障医疗工作的顺利开展和医疗服务质量的提高。

采购部门是医院众多的职能部门之一,其主要职责是根据医院业务发展规划以及历史采购数据,结合新产品引进和旧设施的报废更新,制订相应的采购计划、供应商调研、市场分析和选择供应商,下达采购订单和跟踪交付,确保所购置物资和服务的数量、质量、成本控制满足业务需求和发展的需要,并协调解决采购过程中的投诉和索赔问题。

医院采购部门主要是根据业务需求的实际情况、药品和器械的紧急程度以及供应商的信誉度等因素,执行医院采购管理制度,选择供应商。制订详细的采购合同条款和条件,定期对选定的供应商进行考核,并针对供应商的优、劣进行奖惩,确保供应商所提供产品的高质量和具备良好的信誉。按照药品和器械的库存管理要求,严格按照相应的标准和规定,保障存货量充足,避免因库存不足而影响医疗服务。

1.1.2 医院采购范围

医院采购涵盖临床应用的药品、设备、耗材和试剂等,大到手术机器人、核磁共振成像仪(MRI)、杂交手术室,小到吻合器、抗菌缝线、真空采血管等。除医疗物资外,非核心业务外包成为趋势。为让专业的人做专业的事,医院将大量的辅助活动

和非核心业务加以外包,从设备设施的维修维护、餐饮、安保,拓展到第三方物流服务、外送检验服务等。具体采购内容如下:

（1）药品采购。包括中药、化学药、生物制品等。

（2）设备采购。包括放射设备、超声设备、检验设备、内镜设备、手术室设备及康复设备等。

（3）耗材采购。包括骨科耗材、导管支架、输注耗材及止血防粘连耗材等。

（4）试剂采购。包括临检试剂、免疫试剂、生化试剂和病理试剂等。

（5）设施采购。包括电梯设备、空调设备、车辆设备及锅炉设备等。

（6）信息采购。包括 HIS、PACS、RIS、LIS、ERP、门诊预约、患者随访软件和数据安全软件等。

（7）办公物资采购。包括电脑、打印机、墨盒、桌椅、办公文具及清洁工具等。

（8）科研物资。包括研究用的离心机、抗体、血清及试验动物等。

（9）服务外包。包括设备设施维修、计量检测、餐饮服务、安保服务和保洁服务等。

1.1.3　医院采购组成

医院采购是指医院采购药品、医疗器械、耗材、服务等物品和服务的过程。主要由三个部分组成,即人员、程序和档案工作。在人员方面,除采购岗位员工外,还包括其他相关专业人员,负责采购过程中的启动、处理或评估等相关工作。程序包含采购过程中的一系列流程,包括收集需求、预算计划、市场调研、供应商分析、招投标、签订合同和付款验收等流程,有条不紊的流程有助于物资和服务在订购、验收、支付时能贯彻所要遵循的规则,达到及时供应、提高质量和降低风险的目的。档案工作主要包括收集和存储采购活动文档,这些档案资料可作为医院采购相关过程、付款条件和供应商绩效评价的依据。每项采购活动的资料应当妥善保存,不得伪造、隐匿,主要供后期运维、审计时参考使用,尤其是在有争议的情况下,采购人员必须能够提供采购各阶段的相关文档。

1.1.4　医院采购原则

医院采购的物资及服务与患者生命健康息息相关,其质量好坏和安全与否直接关乎患者生命,其用途的特殊性决定了采购过程必然有更高的标准和要求,但仍符合一般物资采购的特点和规律,与通常企业采购的核心环节相似。但医院采购与企业采购也存在区别,由于医院采购所使用的资金具有财政性质,政府和公众都要求医院的采购过程透明,采购主体须对结果负责。医院在采购过程中严格遵循合规性原则,这也是采购的基本行为准则,虽然这些准则因各医院的实际情况可能存在细微差异,但常见的采购准则包括以下 6 项内容:

(1)透明准则。采购项目应对外公示,让采购利益相关者知晓项目相关信息,只有在法律或其他特殊规定的情况下,信息才能保密。

(2)竞争准则。应从多个供应商中寻求有竞争力的供应商所提供的物资和服务,除非有具体且可信的理由,如原厂维保等,一般不选择单一来源采购方式。

(3)公平准则。所有招投标都应客观公平地评估所采购的物资或服务在功能、效果、成本等方面满足需求的程度。

(4)价值准则。采购部门必须进行成本效益分析和风险评估,有效管理资金用途,确保公共利益最大化。

(5)效率准则。财政性资金具有时效性,在符合医院规划和年度计划要求下高效执行,避免延误和耽搁。

(6)问责准则。参与采购的人员须对其行为负责,并准确报告采购活动及其过程中产生的质疑。

1.2　医院采购特点

1.2.1　财政性资金性质

卫生事业是具有一定福利性质的社会公益事业。为有效满足人民群众日益增长的医疗服务需求,政府将资源投入符合区域卫生规划的基本建设和设备购置、重点学科发展和人才培养方面,把有限的财力资源集中用于人民群众关心的优先事项。医院采购既要控制医疗费用的不合理增长,也要根据执行过程中的效果反馈,确保资金投入能产生预期效果。

财政投入的资金无论是用于医院开办建设、专项投入,或是医院结余资金的再建设投入,均具有财政资金性质,这决定了医院在采购方面应参照政府采购方式,在政府采购的政策框架下实施,尤其对医院使用的政府拨付资金或与财政性资金无法分割采购的项目,也应适用政府采购法及其相关规则。按照政府采购法的基本要求,医院采购通常包括货物类、工程类和服务类三个大类,而每个大类又包括若干细分品类,如货物类有医疗物资、办公物资及家具等;工程类包括各种建筑、翻新、扩建和维修等;服务类分为咨询服务和非咨询服务,咨询服务通常指可行性研究、项目管理、培训等技术服务;非咨询服务通常涉及设备设施的安装、维修和维护等。

　　药品耗材零加成实施和 DRG 付费方式的改变,使各级医院面临越来越大的财政投入紧缩压力,医院要求采购部门花更少的钱办更大的事。采购部门必须不断适应新形势的要求,在财政性资金的使用上把社会效益放在首要位置,遵循公开透明、公平竞争和绩效可追溯的原则,在政府采购的体系和模式基础上不断完善,以法定的方式、方法和程序,以价值最大化作为决策依据,通过公开、公平的竞争来确定供应商,提高资金使用效率和效果。从这个意义上说,医院必须尽快建立健全与政府采购相适应的内部管理制度,完善采购决策程序、责任清单,加强内部审计和监督,实现采购的依法合规、程序可控。按照财政型资金的管理要求,医院采购常具有以下 6 个特点:

　　(1)政府投入资金紧缩,精打细算成为新常态。

　　(2)采购人员必须应对加速迭代的技术和复杂性产品的选择问题。

　　(3)增强采购程序的透明度,注重评估潜在供应商的投标能力,最大程度地促进竞争。

　　(4)对项目完成周期有更严格的要求,设置相应的进度、验收、付款条件。

　　(5)建构应急采购管理制度,设计高效的评估程序以满足业务应急需要。

　　(6)加快整合供应、电子采购、平台采购的应用,从松散型供应链向集中采购、集约化运营发展。

1.2.2　采购物资多样化

　　医院采购内容广,品类繁杂。医院 40%～70%的支出都需要通过采购方式来完成,一般包括资产类采购和费用类采购。资产类采购主要体现在增加或更新医疗设备、设施和信息系统等,费用类采购包括药品、医疗耗材、检测试剂以及对设备设施的维护和保障服务等。由于医院患者多、病情不一,所需要的物资和服务也就不一样。健康需求增加,医疗技术、精准治疗和远程医疗等的迅速发展,新产品开发加速,迭代周期明显缩短,大量有吸引力的替代产品层出不穷。

　　采购物资品种增加,其中包含创新类新药品和新设备、新耗材,如免疫治疗、靶向治疗、PET - MR、抗菌缝线等。医疗新产品中包含了大量的新兴学科技术,如电子学、材料科学、生物学等,专业技术日益增加,在提高诊疗准确性和有效性的同时,新产品的使用也大大增加了医院的支出,采购金额不断攀升。伴随供应能力提高,优质供应商数量也在增加,抬高了对采购效率和效果评价的难度,导致采购决策的复杂性和困难也在增加。产品差异化和商业模式创新促使采购决策不仅要关注疾病谱变化,更要关注成本变化及对疾病治疗效果的影响,对采购的专业化技能的要求也越来越高。

1.2.3 采购参与者广泛

　　随着医疗卫生体制改造和现代医院管理制度建设的持续推进,医院愈加重视运营管理。医学领域的新思想和技术进步相互呼应,形成了广泛而关联的医疗服务支持体系。医院物资包含的技术专业化程度高,增加了决策时的选择困难。因此,医院采购往往由经验丰富的成员参与,组成采购小组(图1-1)。

　　采购成员在采购过程中担负不同的任务。签订采购产品和服务合同的采购者可能不是真正的使用者,有些情况下还另有更重要的影响者,而且这个群体内的成员可能互相重合。在参与购买时,对价值的定义也常常不同,比如采购人员可能更关心价格,而使用者可能更关心使用的技术和简便程度。广泛参与的群体可以考虑更周全,以降低采购风险,提高采购的科学决策水平。参与者及其主要工作可分为:

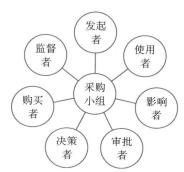

图1-1　采购参与者组成的
采购小组

　　(1)发起者。指各业务部门负责人,他们根据业务科室的主要疾病谱、患者人数变化、技术发展趋势,结合现有设备、设施及物资的使用频率和效率、维修维护费用、场地及人员情况等发起采购需求申请。

　　(2)使用者。产品的最终操作者和使用者,对标的物有较多的认知,如操作习惯、使用经验、同行评议和学习曲线等,对采购有较大的影响力。

　　(3)影响者。影响采购备选方案及决策的人,如行业标准制订者或有影响力的专家。

　　(4)审批者。对采购计划有批准权或对采购决策有否决权的人员。

　　(5)决策者。制订最终采购决策的团队或人员,如由专家组成的委员会或临时小组。

　　(6)购买者。被正式授权去选择供应商和签订购买合同的人员。

　　(7)监督者。监督采购行为和过程是否符合法律法规及医院规章制度的人员。

1.2.4 决策视角存在差异

　　医院采购从项目立项到应用于患者,涉及众多的利益相关者。采购的利益相关者包括政府、医院、业务部门和供应商,甚至患者,这些利益相关者从不同的视角表达对采购项目的认知和要求,他们对采购标的物的认知视角和决策维度存在差异。以医疗设备为例,利益相关者视角和决策维度存在不一致(表1-1)。

表1-1 医疗设备采购的利益相关者视角及其决策维度

利益相关者视角	政府视角	医院视角	临床视角	患者视角	供应商视角
决策维度	· 医疗效果改进 · 提高治疗效率 · 增加患者满意 · 降低单病种支付	· 更佳的干预决策 · 改善投资回报率 · 运营效益和维护成本 · 减少对特殊员工的依赖	· 满足技术发展需求 · 提升诊治质量 · 提升准确性、可靠性 · 减少工作量	· 效果感知 · 安全可靠 · 费用合理	· 技术先进 · 提升效率效果 · 质量可靠 · 售价合理

　　参与医院采购的利益相关者多,决策意见存在差异,政府寻求医疗设备能降低社会成本,增加社会满意度。从医生的角度来看,他们渴望使用安全有效或高技术的设备,能够迅速完成对患者的救治。从患者的角度来看,他们想要得到安全有效且价格低廉的治疗,使他们能够快速康复。这些视角都可能影响采购的实际决策,如果难以达成共识,会导致医院采购决策缓慢、采购周期长。

　　在这种情况下,传统的采购者更倾向选择容易达成的方案,如价格最低作为决策标准。但价格低并不等同于价值更高,质量、效果、维护成本等重要衡量要素可能被忽视,所以会造成采购的最低价中标,但总价值受损或资源浪费的情况。如何协调不同利益相关者的期望和需求,建立更能为众多利益相关者所接受的决策评价和效率衡量标准,理顺从采购需求到付款的流程,仍需多个部门广泛而深入地探讨。

1.2.5　采购绩效评价

　　医院采购经过多年的发展,取得了一定的成效,但在管理上仍存在缺陷,如支持信息不足、决策机制不合理等。由于采购活动具有程序复杂、流程时间长、专业程度高的特点,增加了采购难度,所以有必要在采购活动中引入监督机制,其中绩效评价就是重要的监督和控制方法之一。如图1-2所示,为提高财政性资金的使用效率与效果,一些地方在医疗设备、工程设施的采购过程中,逐步建立了相应的绩效评价体系,并将这些绩效评价指标纳入战略规划、年度计划、项目执行的管理周期中。

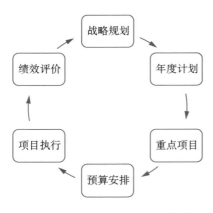

图1-2　绩效评价纳入项目周期管理

　　通过绩效评价提示医院采购目标的预期

性,严格按照批准的预算计划执行,防范运营风险。在预算申报前,医院根据项目的用途与效果填写预期绩效目标,并通过采购后的绩效评价来评判申购事项的合理性。通常绩效目标设定包括以下 4 个方面:

(1)投入目标。财务管理制度、项目管理制度的健全性和执行有效性,立项依据充分性和规范性等。

(2)过程目标。采购流程合规性、招投标完成率、合同签订率、验收合格率和项目完成时效性等。

(3)效果目标。项目使用效率、诊治效果、项目对业务量的提升作用和推动新技术新项目开展数量等。

(4)满意度指标。患者满意度、使用人员满意度等。

政府作为投资主体,通过绩效追溯了解投资项目的进度、效果,并比对采购项目是否符合立项预期,指导后期的资源分配和整改调整。医院作为承接购买物资或服务的主体,通过采购的绩效评价,可以及时发现存在的问题,找到问题的症结。医院采购部门在这个过程中通过加强规范与监管,建构公平的采购竞争环境,保障采购机制、评估机制以及追责机制的透明,从而逐步完善采购流程,提高采购效率和质量。

1.3　医院采购存在局限

1.3.1　模式陈旧

在传统的观念中,采购往往被看作是后勤或物流工作,采购是被动的。如图 1-3 所示,由业务科室提出确定的需求,采购部门负责招标或谈判、合同签署、验收付款,直至运行维护、效率统计,采购人员一直被视为执行采购订单的业务人员,而决策层更多关注的是采购人员的执行能力。

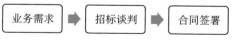

图 1-3　传统项目采购模式的核心环节

从外部来看,这种模式下的采购职能似乎是一个相对固化的部门,专注于以合适的价格获得需要的商品,核心是价格管理。采购人员将主要精力放在与供应商的谈判上,重点是通过潜在供应商之间的广泛竞争,从中选择价格最低者作为签约供应商。尽管这种采购模式在医院成本节约方面已经取得了一些进步,但在质量管理、支持创新方面存在如下挑战：

（1）采购是被动的，忽视对内部需求和外部技术的管理，供应商协作处于较低的水平。

（2）遵守采购规范和流程，却不对业务发展负责，如在业务竞争、服务效率等方面作用缺失。

（3）在供应品选择方面，决策工具和支持信息有限，缺乏支持业务发展及价值增值的方法。

（4）采购更多地局限于交易方面，较少考虑业务部门的发展和医疗技术的应用效果，阻碍了参与新技术的应用和转化的探索。

1.3.2 运营僵化

医院直线职能制组织设计由来已久。直线职能制下的医院采购职能分散在各部门，如药剂部负责药品采购，设备部负责设备采购，保障部负责后勤设施及维保服务等。在药品、耗材零加成的政策推动下，药品集中采购、耗材阳光平台等为医院采购决策提供了丰富的信息支持，但从适应当前不断变革的医保政策、快速跃迁的学科发展以及不断完善的内控规范化体系来说，直线职能制的组织架构往往导致效率低下，固化的组织架构在一定程度上阻碍了采购价值的释放。而且在立项、采购与运维管理"一条龙"模式下，由单一部门集中实施管理，容易掩盖不良的结果，导致采购更多的是完成"走流程"，忽略了诸多环节之间应达到的价值交付要求，主要表现在以下 3 个方面：

（1）流程不一致。药品、设备、信息和保障等部门之间的采购流程设置存在差异，阻碍采购职能为业务部门提供一站式、标准化服务，降低了采购效率。

（2）内控不统一。部门之间对采购内控制度的理解与执行不统一，采购实施准则不统一，容易造成内控执行不坚决，流于形式。

（3）数据不集成。直线职能制下各部门容易从本部门的角度看问题，无论是预算计划、供应商调研、市场分析，还是采购后的运营绩效评价，缺少部门之间的监督与协同，缺乏对项目交叉数据的引用和深入分析，难以形成基于业务、科室、病种的数据集成，降低了数据分析价值。

直线职能制组织设计依赖于各职能部门与直线部门目标的高度统一、流程清晰、责职分明，否则容易产生矛盾。目前存在的各职能部门之间的流程不一致、内控不统一、数据不集成，极大地影响了医院采购内控制度实施、采购效率监控与绩效评价。而且医院采购内容不断丰富，直线职能制的强控制更容易滋生官僚体系，固化员工思维和降低信息交流的机会，从根本上阻碍着医院采购的创新。

1.3.3 流程繁琐

医院采购由一系列具体的工作流程组成,包括收集需求、预算计划、供应商调研、招投标、采购后评估和反馈等,虽然在流程中嵌入了大量的内控要素,但往往存在制度内容较为宽泛、监督考核力度比较薄弱、方法不够先进等问题,导致其实际的执行效果比较差。医院采购涉及药品、器械等医疗用品的采购,这些产品不仅必须符合法律法规的规定,而且要符合医疗技术标准和临床使用要求,这些特殊性和复杂性造成采购流程繁琐,结果使采购效率和效果不佳,逆向引发流程管制的层层加码,却忽视了使用者体验,造成了大量冲突和抱怨。具体表现在以下 4 个方面:

(1) 采购职责不清,相互冲突和不断加码的管制,导致流程进展缓慢。

(2) 采、管不分或将采购部门简化成招标部门,完成"走流程"的本质,造成潜在的廉政风险。

(3) 采购流程繁琐,缺乏自动化辅助和决策支持系统,会显著影响采购绩效和新技术引进速度。

(4) 分散采购下,采购流程不统一,部分采购行为游离在监管之外,降低内控效果。

虽然采购参与者众多、难以达成共识可能是流程缓慢的主因,但从需求部门看来,采购部门冗余的流程和缺乏效率更像是绊脚石,而非有效的支持,有被替代的可能(图 1-4)。

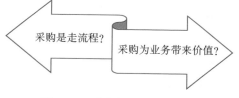

图 1-4 采购部门的发展方向

传统采购已经渐渐过时,如不转型,会成为发展的陷阱。在这种情况下,对采购部门而言,最重要的是如何通过采购执行来满足业务需求,而不是造成糟糕的申请者体验,并累积大量的抱怨。

1.3.4 能力缺失

医院采购能力缺失是医院在采购管理中较常见的问题之一。采购部门普遍面临的困境是采购人员的配置不合理,采购人员被要求处理越来越多的品类,却很少有专业学习的机会。而且这个岗位的从业者中从医院其他部门转行的人员较多,采购能力缺失,造成采购职能不能与医院发展相匹配,因此削弱了医院竞争力。采购能力缺失主要表现在以下 7 个方面:

(1) 申请者和使用者拥有较强的话语权,而采购人员受知识限制或无法从采购专业角度提出优化方案,导致部分采购流于形式。

（2）传统采购关注的核心问题是常规的、低技术含量的交易活动,缺乏多部门对产品功能和技术作用的充分沟通。

（3）需求深化、供应商调研、市场分析等重要环节被简化或忽略,或缺乏实施标准,最终削弱了采购价值。

（4）为了达到成本控制的目的,采购人员注重价格谈判,而忽略了市场分析和竞争氛围的塑造,降低了招投标的实际作用。

（5）采购方案中缺乏对采购品类和市场竞争数据的分析,唯价格论经常以降低产品功能和效用为代价。

（6）不断加码的采购流程控制,却缺少对成本、服务、时效和技术的量化监督。

（7）采购人员对业务发展定位、临床新技术、运营绩效反馈等知之甚少,造成采购功能边缘化,严重削弱其价值实现。

1.3.5　信息不足

作为协调医院内部业务需求与外部供应商关系的纽带,采购是各种数据连通和交汇的中心。从这个角度来说,采购的本质是建立在信息基础上的动态选择,收集越多的供应商数据、竞争产品的技术性能数据,以及既往历史的采购数据和使用者评价数据,就越能实现更优的采购决策。但目前医院采购中还存在大量的信息不对称状况,缺少集中采购的管控平台,还不能整合分散在各角落里的孤岛数据,也就不能在数据分析的基础上形成可靠的决策。采购信息方面存在的不足,主要体现在以下 4 个方面:

（1）在采购过程中,存在过多的供应商代理关系,供应商传递的信息失真、信息获取不全。

（2）缺乏用于规划、分析和预测的可靠数据,没有更好的数据库支持,无力去辅助复杂的采购决策。

（3）供应链信息管理不规范、不标准,缺少供应品质量评价方面的数据。

（4）采购职责不清,供应渠道不畅,客观上屏蔽了真实、有效的高价值信息输入。

这些短板决定了采购在构建业务和成本竞争方面的作用有限,采购结果容易偏离设定的目标。

1.4　采购面临挑战

1.4.1　合规性挑战

采购合规性是指在医院采购管理中必须遵守的国家法律法规、政策法规、医院规章制度等相关规定,确保采购活动的合法性、公平性、诚信性和透明性。不合规的采购可能会导致财务风险,如采购成本过高、采购过程不透明、出现不必要的诉讼等。因此,医院采购管理必须始终以合规性为首位,秉持公平公正、诚信透明的原则开展采购活动。

但目前医院大量医疗物资的定价没有参考依据,价格缺少透明度,而且同类产品的价格差异巨大。部分采购人员过分相信供应商的宣传和承诺,并且在开展业务之前习惯性忽略对供应商进行调研和对供应产品进行评价,这些行为为不可信的采购结果留下了空间,使采购风险加剧。

(1)医院采购制度不统一。各地、各医院在医疗设备、耗材、试剂等方面的采购方式千差万别。

(2)不完全了解供应商的能力。没有对供应商的能力进行清晰的调研,缺少广泛的交流,造成采购人员对采购标的物知之甚少。

(3)缺乏透明度。关键信息和关键数据的缺失,如市场趋势、产品变化、使用者反馈等,会产生不如意的采购结果。

(4)供应商欺诈。传统上采购人员依赖于使用者对技术的需求进行客观分析,但他们经常会受到各种宣传的影响而造成偏差,导致购买的许多技术、功能得不到实际应用,或者这些功能不符合设定的预期。

(5)缺乏信任。在面对新出现的供应商时,采购人员通常会与其保持距离,因为一旦让劣质供应商有机会完成超出其能力的采购交易,结果往往是灾难性的。所以采购人员往往过于保守,很难与新出现的供应商建立彼此信任关系。

1.4.2　成本挑战

采购的目标是要求供应商能够以具有竞争力的价格,提供高质量和高效率的物资和服务。采购人员除关注价格外,还应重视质量标准、物资规格、售后服务、配件价格以及供应商的经验,并根据采购标的物的特点分配这些要素的权重,以衡量采购物资或服务的价值。成本控制在采购中的重要性不言而喻,但做起来并不容易,在成本控制方面还存在如下问题:

(1)超出预算的采购。采购人员需要特别警惕预算超支,尤其是一些非计划性采购及预算变更项目。

(2)被动采购引起的成本失控。不切实际的需求或过高的技术性能要求,会丢弃价格竞争的基础,让价格失控。

(3)劣质产品引起的后续支出。为了节约成本,倾向去采购质量差的产品,可能会影响患者的治疗效果或引起总拥有成本(Total Cost of Ownership, TCO)的增加。

(4)供应链管理不善。基于错误的采购数据创建的采购订单可能会引起库存过剩或短缺,增加不必要的支出。

1.4.3　效率挑战

面对可持续发展的压力,采购职能正从支持医疗业务的后端角色走向整合业务需求和供应商管理的前台,成为拉动医院业务长期增长的牵引器。采购团队需要规范采购流程,制订合理可行、具有前瞻性的采购策略,统一内部业务部门和供应商的对话渠道和标准语言,消除医院内外的沟通障碍,保障采购流程高效运行。但大多数医院采购人手不足,无法获得实时数据,致使计划得不到有效执行,从而影响采购效率,具体有如下表现:

(1)没有制订采购计划和采购进度表,从调研到签订合同所花费的时间过长。

(2)供应商不了解业务需求,未能及时提供符合业务需要的产品信息。

(3)未就关键绩效指标达成一致,提供不明确的规格和要求,评估决策摇摆不定。

(4)缺乏对采购中每个流程所花费时间的统计,并做相应的数据分析与反馈。

(5)供应商习惯性地交货时间较长,特别是一些进口产品的交付手续复杂。

1.4.4　技术挑战

传统医院采购具有交易成本低的优势,能够最大程度统一医院成本战略,但这并不适合以患者为中心的创新服务,也不适合在瞬息万变的环境中迅速和灵活地重新配置医疗资源。随着创新医疗技术广泛应用于临床服务,相关诊疗成本迅速增长,技术创新甚至被认为是医疗成本上升的罪魁祸首,但很少有临床医生和患者愿意放弃获得先进医疗技术诊治的机会。医疗服务的本质是医疗技术的应用,那些敢于使用创新模式和新技术的医院正在医疗服务市场上占据优势,而尚未采取行动的医院则面临越来越迫切的变革压力。在医院采购中,由创新医疗技术带来的采购挑战主要有如下表现:

(1)物资采购涉及部门多、物资品类多,需求不断变化。

(2)采购人员对专业技术知之甚少,采购的核心是完成流程而不是增加价值。

(3)行业技术迭代加速,对供应品的行业分析不足,缺乏行业借鉴。

(4)技术越来越复杂,质量和监管方面的难度也越来越大。

(5)很少有医院真正支持其采购团队参与技术功能开发过程。

　　当技术和市场同时变化时,采购人员须持续关注关键物资或服务的变化,敏锐捕捉新技术的发展机会,增进与临床、科研和其他职能部门协同,通过资源配置,更好地平衡当前业务能力与长期发展的关系,使诊治技术得到及时更新,实现最新科技对疾病诊治的效果改进,发挥采购职能创造竞争优势的作用。

医院采购转型新动力 **2**

2.1　医保政策调整及其影响

2.1.1　以健康为目标的改革联动

　　诸多因素导致了医保支出的快速增长,包括人口老龄化和预期寿命的延长,肿瘤、肾透析、冠心病和糖尿病等慢性病负担日益加重,医保范围正持续扩大,如保障特殊人群、鼓励收治老年患者,以及开发和应用新技术和新诊治项目等。据有关统计显示,全球医疗服务市场规模已超过 10 万亿美元,而且以 5.4％ 的复合年增长率(Compound Annual Growth Rate,CAGR)增长。

　　国家高度重视卫生事业,统筹资源规划,实施改革新措施,重构高水平健康管理体系(图 2-1)。在健康管理体系的发展定位上,从依靠医疗卫生体系向社会整体联动体系转变,形成多方合作的卫生管理行动;在医保支付方面,从传统的按项目支付向价值医疗(Value-based Medicine,VBM)和总额预付制转变;在医疗服务方面,从注重治已病向治未病转变,打造防治结合的医疗服务体系;在创新体系上,结合医学新技术、物联网、大数据的应用,将医疗新技术快速应用于健康生活保障,实现高水平医疗供给与需求的匹配。

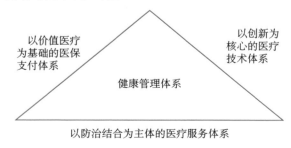

图 2-1　健康管理体系的构成

如图 2-2 所示,三医联动改革是指医保体制改革、卫生体制改革与药品流通体制改革联动,三方既有相互依存的共同发展愿望,也有错综复杂的相互制约关系,通过医保强化控费、医院规范诊治、降低医药费用的方式,构建医保可以承担、医院可持续、百姓可接受的医保基金运行体系。

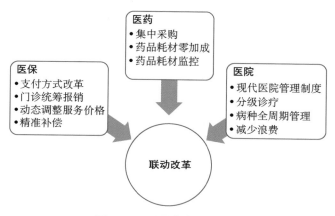

图 2-2　三医联动改革机制

三医联动改革对医院运行模式产生了深远的影响,在加速技术迭代、有效控制成本、满足多层次需求等方面,让医保控费与医院降本增效相向而行。《关于深化医疗保障制度改革的意见》要求建立并不断完善基本医疗保险目录动态调整机制,药品耗材零加成、集中采购的逐步实施,使医疗物资的定价并非按照市场变化而作出及时调整的局面得以改变,促使医保控费与医院降本增效目标达成一致。

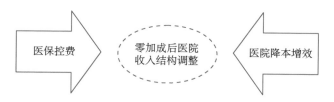

图 2-3　药品耗材零加成后医保和医院相向而行

医保部门逐年增加对医院诊疗服务的成本和效益考量,确保医院以具有竞争力的价格,提供高质量和高效率的医疗服务。医疗服务是面向不同需求的患者,包含许多复杂的变量,可选择的干预方法多,需要针对每个患者定制个性化方案,所以对其标准化测算非常困难。美国联邦医疗保险中心据此提出了价值医疗的概念,要求医疗机构提供高质量的医疗服务,否则就会减少医保的支付。

价值医疗是以尽可能低的成本实现较好的结果,作为改善医疗服务供给的有效策略而广受青睐。价值医疗本质上是一种绩效付费(P4P)系统,DRG 是其主要的实施工具。DRG 根据患者的年龄、性别、住院天数、主要诊断、病症、手术处置、疾病严重程度及合并症、并发症等因素,将临床特征相近的患者分入一组,以组为单位确定打包的医保支付标准,医保机构以此标准对医疗服务进行预先支付。DRG 激励医院在遵守诊疗指南的同时,追求降低成本、改善健康和提高患者满意度,其评价指标主要包括如下:

(1) 医疗服务能力。DRG 组数、病例组合指数等。

(2) 医疗服务效率。时间消耗指数、费用消耗指数和工作任务量等。

(3) 医疗服务安全。死亡率、药占比等。

(4) 服务经济性。医疗费用、医保项目比例等。

从按服务项目收费(Fee-For-Service,FFS)到 DRG 付费,医保深度介入费用控制,目的是抑制过度检查和过度治疗,控制医疗费用的不合理增长。新的医保支付方式可能导致医院收入增长放缓,而医院运营成本却在持续增加,迫使医院从追求规模扩张转向提高质量和效益上来。医疗服务价格的调整,将重构医院的收入结构和成本结构,促使医院的发展从增长时代进入"质效"时代。

改革与发展的方向都指向提质降本增效,而实现这些目标都与采购息息相关。可以说,采购是连接医改三大主体的关键职能之一,也是实现医改目标不可或缺的环节。传统医院采购一直被认为是执行采购指令,决策层的关注维度只停留在其议价能力或招投标上,低层次的采购活动使其丢弃了更大的职责,一些医院由于资源和专业能力不足导致差异化服务的缺失,也有一些医院由于运营不力而陷入效益低下的困境。鉴于采购在资源配置和竞争中的作用,是时候重新考虑医院采购的职能定位了。

2.1.2 药械企业发展新趋势

1)药械新技术开发

医疗产品主要包括药品、医疗设备、医用耗材及检验试剂等。医疗产品往往结合最新的材料学、电子学、人体工程学的技术,具有创造性、智能化、人性化的特点。医院引入许多新型药品、医疗设备和器械、检测试剂及信息技术,包括肿瘤靶向治疗药物、抗病毒药物疫苗、诊断成像、微创手术、关节置换及健康信息管理软件等,各领域的新技术有助于提高医疗服务质量并改善患者预后。以下是近年来发展迅猛的新技术,它们对疾病的诊治革新,提高健康水平起到很大作用。

(1) 机器人。机器人技术应用呈指数级增长,血液中的纳米机器人可以诊断和预防疾病,康复机器人可以帮助患者进行物理治疗和缓解运动障碍。

(2) 增强现实(Augmented Reality,AR)和虚拟现实(Virtual Reality,VR)。在医学界有多种应用,AR 和 VR 可以提供模拟培训。VR 可用于物理治疗、精神创伤的治疗,缓解恐惧症和应激障碍;AR 眼镜能让外科医生通过 3D 扫描对患者进行诊疗。

（3）免疫疗法。免疫疗法与化疗不同,免疫疗法通过靶点和生物标志物的结合,可有效治疗肿瘤等疾病。

（4）床旁诊断。可以在 ICU、救护车内进行便利和及时的身体状况监测,从而实现更快、更有针对性的治疗。

（5）纳米技术。可用来辅助药物传递,在成像、传感、诊断等方面正发挥出积极作用。

（6）基因组编辑(Clustered Regularly Interspaced Short Palindromic Repeats,CRISPR)。此技术成为生命科学领域的颠覆者,可以阻断特定基因的表达,改善患者预后。

（7）3D 打印设备。3D 打印的低成本和高度定制化可以满足个体患者的需求,如为患者提供更舒适和灵活的假肢等。

新技术不断涌现,医院进入更密集的"军备竞赛",而技术本身的风险也层出不穷,需要医院主动采取措施,甄选产品,降低风险。如,网络安全攻击可能会破坏医疗服务环境,远程医疗缺陷可能引起不良事件,影像、超声等所包含的人工智能(Artificial Intelligence,AI)图像重建软件可能会扭曲图像,不遵从注射器泵的规范操作则可能导致药物输注错误等。

2）药械分销与数字营销

药械企业将目光聚焦在患者多层次需求方面,专注于技术创新,持续开发医保能够接受的新产品来满足患者需求。药械分销渠道是供应商从药械企业或批发企业购得药械后,通过各种渠道进行销售并最终到达终端用户的一系列流通环节。对于药械行业而言,建立高效稳定的分销渠道不仅可以提升药械市场的稳定性和产品可信度,也有助于保障产品的使用安全。药械企业的主要分销模式如表 2-1 所示。

表 2-1　企业营销管理模式分类

企业特点	管理模式
大型跨国企业	生产企业拥有强大的规模经济和营销能力,可发展庞大且分工较为完备的营销和销售队伍,以自主营销为主
中型跨国企业	为维持其品牌形象以及在关键领域的影响力,以自主营销和分销商结合的方式进行营销
国内大中型企业	以自主销售为主,同时依靠分销商进行营销推广。往往在重点城市的重点医院采用直销模式,同时依靠分销商在中小城市进行销售
小微企业	自主营销弱,更多依靠分销商进行推广

近年来,药械供应商认识到社交媒体、网络平台在深入广泛的分享方面可以发

挥很大作用,不断尝试应用数字化营销的交互模式,提高营销人员远程感知和响应医疗业务需求的能力。数字化营销模式具有操作简单、成本低、覆盖面广等优点,已成为药械营销的趋势和方向。与传统方法相比,数字化营销能实现更广泛、更深入的业务参与和提供更多样化方案,可跨多个组织响应业务需求,增加价值宣传。目前主要的销售方法表现如下:

（1）多媒介营销（Multimedia Marketing）。在营销活动中使用多种不同的媒介来传播企业的品牌信息和产品信息,以长期、综合和有效的方式吸引并留住目标受众。它是一种全面的、综合的、长期的市场营销策略,通过多种渠道和媒介来宣传、推广和营销产品,其优势在于可以为企业带来更多的机会,提高企业的品牌知名度、销售业绩和客户满意度。

（2）全渠道营销（Omnichannel Marketing）。随着媒介形式的不断变化,全渠道营销将成为未来市场营销的趋势,是一种基于多个渠道的集成营销策略。企业在销售产品或服务的过程中,应用多种营销策略和技术手段,将线上和线下销售渠道,以及不同的媒介传播渠道整合在一起,以全方位、无缝隙的方式,向用户提供统一的体验和服务。具有适应多种渠道、渠道整合、需求导向等特点,有利于提高企业的销售业绩和实现品牌价值最大化。

（3）卓越中心的出现。卓越中心是药械供应商将营销、销售、售后服务进行整合,是以客户为中心,实现产品价值最大化的宣传方法。可将企业内部所有涉及客户的业务部门整合在一起,并通过信息共享、流程优化和资源整合等方式,提高客户服务能力和效率。它包括营销中心、客户服务中心、售后服务中心及数据分析中心等,其中营销中心负责市场分析、销售策略制订和执行等,客户服务中心负责处理客户的投诉、咨询和建议,售后服务中心负责处理客户的维修、退换货、保修,数据分析中心负责对客户数据进行分析并提供支持决策。领先的卓越中心正在建立大区域平台,及时收集用户采购信息,如医院患者构成、需要数量、决策方式等,从功能体验、维修维护、科研合作等多角度整合资源,实现产品的价值最大化。卓越中心可以提高企业的服务水平和效率,从而提升客户满意度和忠诚度,同时优化资源和流程,提高决策效率和质量,为企业的可持续发展带来更多收益。

2.2 医疗服务模式变革影响资源配置

2.2.1 以患者为中心的服务模式

卫生统计年鉴显示,我国的疾病模式已从以高出生率、高死亡率、传染病和营养不良为主转变为以低出生率、低死亡率和慢性病为主,心血管和恶性肿瘤的发病率日益增加。如今对疾病预防和早期治疗的重要性得到广泛认可,以健康管理为中心取代疾病治疗为中心已成为行业共识,这些需求变化引发了现代医学服务模式的变局。现代医学服务模式从疾病诊疗发展到健康促进,从疾病认知发展到预防和健康教育,从医院治疗发展到社区、家庭和个体健康服务。其中 4P 医学、精准医疗均成为现代医学服务模式的重要代表。4P 医学将个体化医学(Personalized Medicine)、预防医学(Preventive Medicine)、预测医学(Predictive Medicine)和参与式医学(Participatory Medicine)实现了有机统一。精准医疗通过应用基因组和蛋白质组学等前沿技术,对大样本人群和特定疾病的生物标志物进行技术和医学分析、评价和应用,从而准确地确定病因、病程,制订相应的治疗方案,目的是系统、完整、全程和连续地关注个人健康,为个体患者提供最佳的服务。

卫生政策引导医院发展的重点转移到内部精细化管理。医院作为医疗服务机构,在服务患者的过程中形成救死扶伤的使命和持续发展的愿景。面对患者多层次需求的增加,医院之间的竞争日趋激烈。为适应现代医学模式的变化,医院以健康需求为导向,以患者为中心,围绕健康管理重构医院服务体系与绩效衡量标准。内部精细化管理成为医院发展的必由之路,其中采购部门担负的责任重大,采购部门必须首先了解业务需求,认识到采购带来的服务增值机会,并希望与优秀供应商合作支持医院的长期发展。通过政策联动、防治结合和技术创新,在预约方式、疾病预防、诊治技术、诊断结果、康复治疗和随访等方面,辅助业务部门为患者提供最适宜的技术和个性化诊治,采购职能转型重点要考虑以下几点:

(1)在未来的采购职能中,以患者为中心将成为采购的立足点,辅助业务调整服务范围和服务结构,致力于提供更全面、更高效、更高质量的物资和服务。

(2)帮助医院在更高层次上制订竞争策略,强化核心业务,辅助寻找和验证疾病的最佳诊治方案,创建新的技术增长引擎,持续监测新技术的应用比例,提高运营效率和技术竞争力。

(3)促使采购部门参加业务规划,加强支出管理、供应商关系管理和风险洞察,推动支出分析,为患者提供有性价比的医疗服务。

(4)采购着力推动解决业务需求问题,注重新技术的引进,使业务和患者受益,提升满意度。

2.2.2　高质量发展下的医院资源配置

高质量发展背景下,医院转型发展既与其所处的行业政策有关,也取决于医院面对行业竞争和解决患者疾病问题而作出的竞争策略选择。如图 2-4 所示,在对健康的认识趋向整体、对疾病的诊治趋向防治结合的大背景下,医院转型发展已刻不容缓。

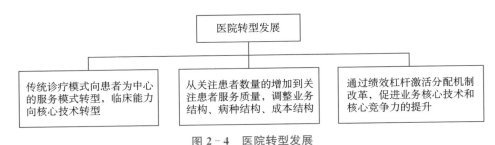

图2-4　医院转型发展

医院在服务内容上,以重点疾病为核心,以4P医学模式方向再造医疗服务体系。领先医院正在评估其服务病种组合以寻求更大效益,需要关注成本控制和提供高质量医疗服务,确保财务增长的长期可持续性。领先医院如三级医院的定位侧重于专病和重症诊疗、健康咨询、疾病筛查等;一二级医院侧重于康复医疗及常见疾病/慢性病诊治,对来自三级医院和专科医院转诊的慢性病患者进行随访;社区卫生服务中心侧重于担当常见疾病、慢性病"守门员",参与疾病的早期诊断和健康管理等。

另外,外界的发展迫使许多医院评估那些对其长期发展至关重要的服务病种和项目,这也是一个业务发展再定位的过程。医院收集来自多个部门的广泛数据,除了患者人口统计、竞争对手、医保支付和内部财务数据外,还要了解业务科室的服务潜力及病种对财务增长可持续性的影响。在业务发展上,按科室的病种结构和病种特征,争取差异化资源配置以获得更有利的竞争优势;在服务病种上,从传统的专科治疗体系向专病健康管理的全过程服务体系转变。医院业务发展再定位对资源配置产生积极影响,如表2-2所示。

表2-2　按业务科室与病种结构发展状况进行资源配置

分类	特征	资源配置
重点科室	患者群体增加,诊治高难度患者多	对重点科室的重点疾病发展方向,配置前沿的设备、设施
优势科室	患者群体稳定,诊治实力较强	围绕主要疾病的主要治疗方法,着力提升综合诊治能力
特色科室	患者群体有限,具有专病诊治特色	在特色专科方面配置资源,在关键应用领域取得突破
培育科室	患者人数降低,知名度弱	改善人力资源配置,补短板,加强服务能力建设

2.2.3　采购推动服务模式变革

价值医疗已成为对抗医疗服务成本增加的最新手段,其基本的前提假设是按服务项目收费的医保支付方式会刺激医院过度服务,但不一定会提供更高质量或更好的服务结果。通过调整支付方式,医保将激励措施从"更多"服务转变为"更好"的服务,促使医院转型让患者获得更高质量的治疗结果、安全性和满意度。

价值医疗与价值采购之间存在传导关系。面对新的医保模式和药械销售模式,如今的医院非常希望从供应商那里得到更多的新产品信息,让患者获得更个性化的治疗和更好的治疗结果。医院迫切需要唤醒竞争机制,重构医疗服务体系、技术能力,并调整成本结构,而采购正是实现这一目标的战略推力。

医院采购职能正在悄然变化,采购促进供应品的特性与医院的战略目标和业务运营目标相一致。采购与业务相结合日趋紧密,加速本院各部门活动并直接影响医院的资源组合。传统个人的决策影响力逐渐被跨部门的审查机制和多产品的价值比较模式所取代,采购部门从传统的关注节约成本的短期目标转变为更全面的长期目标,包括医疗服务绩效和患者治疗效果,并与供应商合作寻找和开发更多创新产品和服务的机会。

采购、使用、反馈可以更好地帮助业务部门的技术革新和新技术应用。如针对肿瘤发病率上升和患者多层次诊治需求,采购人员可以辅助业务部门选择内窥镜显影技术、放化疗技术,通过肿瘤诊治设备、药物和服务的配置,推广常见肿瘤诊疗规范,加强肿瘤防治的科技攻关,促进临床急需药物的准入等,满足肿瘤患者在预防、诊治、康复和随访等方面获得专业和高效的服务。采购功能正在发生以下变化:

(1)医院不再仅仅将采购部门视为资源消耗的成本中心,而是将采购看成拥有更具战略性的价值增值中心。

(2)采购职能有望成为医院成本控制、运营绩效、患者诊疗效果的调节器,推动医院药品和耗材占比下降,优化医院收入和支出结构。

(3)采购部门从后端推动转向需求引导来满足供给与需求的匹配。

(4)采购人员作为新技术感知的哨兵,可以发现外界创新前沿,成为辅助医院调整业务结构的推手。

(5)采购是医院内外业务沟通的纽带,通过创新采购,可以带来额外的增值价值。

(6)在价值管理方面,采购部门通过卫生技术评估(Health Technology Assessment,HTA)、miniHTA模式、价值识别与价值感知等工具,加强对供应品评价,完善供应商管理,选择能满足需求的物资或服务。

(7) 在创新驱动价值增值方面,采购部门探讨与供应商在产品、技术方面合作的机会,通过创新品的竞争模式、转化医学、罕见病药物研发、临床研究及自建实验室(Laboratory Developed Test,LDT)等,增加创新、转化合作的可能。

(8) 在可持续采购方面,采购部门不仅支持支出管理,还将与公共治理、风险管理等工具相结合,增强医院的可持续发展能力。

2.3 采购驱动价值增值

2.3.1 采购价值增值

考虑到采购在成本控制及推动竞争优势方面的作用,医院对采购的期望越来越高,这就需要突破传统采购职能的认识,从医院运营的大格局、价值链的大脉络中去审视采购、认识采购,从医院运营和价值链中挖掘采购的价值。在医保支付方式调整后,医疗服务的供给改革尤为重要和紧迫。医院在适应医学模式的发展中衍生出新的服务模式,通过与供应链合作,从注重临床诊治逐步向提高质量和健康全生命周期的精准施策转变,其中供应链协作和合作创新在满足患者多层次需求方面发挥的作用越来越大(图2-5)。

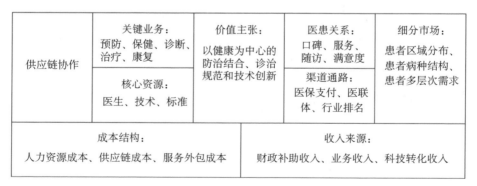

供应链协作	关键业务: 预防、保健、诊断、治疗、康复	价值主张: 以健康为中心的防治结合、诊治规范和技术创新	医患关系: 口碑、服务、随访、满意度	细分市场: 患者区域分布、患者病种结构、患者多层次需求
	核心资源: 医生、技术、标准		渠道通路: 医保支付、医联体、行业排名	
成本结构: 人力资源成本、供应链成本、服务外包成本			收入来源: 财政补助收入、业务收入、科技转化收入	

图2-5 医学模式衍生出新的医院服务模式画布

为适应不断变化的环境,医院各业务部门依据相关疾病诊治及服务能力提升需要,形成完整的分析,如优势、劣势、机会和威胁分析,提出相应的资源配置申请,而规划预算需要据此为不同业务配置相应的设备设施及服务。采购的主要作用也随之发生如下改变:

(1) 在引进技术方面,引进先进的预防、诊断、治疗和康复新技术,提供更便利、更精准的个性化产品和服务。

（2）在服务方式方面，应用医联体、互联网等促进资源整合来满足分级诊疗与同质化治疗需要，实现全生命周期和全天候健康服务。

（3）在服务内容方面，面对疾病谱的变化，调整服务内容和技术手段，增强疾病预防和预后康复的服务能力。

（4）在医疗质量方面，在循证医学、疾病指南的指引下，购置相应的医疗产品或服务，提高诊治效果，降低漏诊、误诊发生率。

（5）在运营效率方面，响应业务部门提出的新需求，设置技术、成本、效益评估标准，持续降本增效。

采购部门正在寻找和适应新定位，扮演新角色，采用更规范、更合理的方法来选择新的供应商和优化供应链管理。采购人员持续将业务需求整合到采购环节和效率评估过程中，不断提升供给侧能力与需求侧管理的匹配度，使采购部门所提供的产品和服务满足业务需求，得到患者的认可。为业务部门提供质量更稳定、成本更低的商品和服务，实现价值增值。

2.3.2　改善服务质量

医疗服务质量在很大程度上取决于临床指南的应用。基于循证医学建立的临床指南是由专业领域的专家或专业委员会根据疾病诊疗的临床研究成果所建立的规范，其过程包括诊治标准的编制、发布和实施。应用临床指南的主要目的，是为医疗实践中的诊断和治疗策略作参考，起到规范临床实践的作用。

疾病诊治指南开发时间的缩短，以临床路径为基础的疾病标准服务方案更新与修订的加快，需要医院组织体系和医疗技术体系的持续互动与推进，才能有效满足患者多层次需求和对医疗质量的要求。领先医院为保障临床治疗方案的稳定性，正在制订和实施临床路径，推广疾病指南方法的有效应用。从这个意义上说，提质的内涵是结合病种结构和业务功能地位及自身学科优势，拓展并调整诊治项目。采购部门作为医院竞争的前哨，不仅对外部技术敏感，无缝整合内部业务需求和外部供应生态系统，而且采购人员可以结合历史采购成本数据洞察成本效率和技术趋势，帮助医院资源优化配置，促进多方面的医疗质量改进。

（1）临床指南、临床路径的推广需要以医疗设备、检验检查等技术手段作为支撑，及时采购新技术才能提升医疗服务质量。

（2）采购是推动新产品引进、提高诊治效果和价值医疗的关键，高效采购可以提升临床决策和干预的质量。

（3）设备设施新技术功能能够促进持续监测、评估和及时干预，增进临床医生和管理人员识别安全和质量相关指标。

（4）先进技术对于提升服务质量尤其重要，让外部供应商参与创新应用过程，可以加速转化时效。

2.3.3　降本增效

卫生政策改革在持续发力，公立医院补偿机制由服务收费、药品加成收入和财政补助三个渠道改为服务收费和财政补助两个渠道，医疗服务价格的调整成为医院收入补偿的最重要部分。在严厉的医保监管下，医疗机构正在探索提高效率和降低成本的方法，医院采购部门以模式创新、流程重组来满足便捷、高效的服务需求，以自动化取代传统低价值的重复工作已迫在眉睫。实施降本增效的途径有以下 5 个方面：

（1）从供应商选择到签署采购合同，制订清晰一致的工作流程，确保整个采购团队遵循相同的准则，不断提升服务效率和质量。

（2）引入绩效测量工具，将成本管理纳入绩效考核，建立成本管控办法。

（3）应用数字技术开展病种成本核算和分析，响应调整收入结构的要求。

（4）重视业务日常运营的评估工作，通过与供应商对关键合同条款的谈判，最大限度地减少非计划支出。

（5）促进价值链增值，最终要把采购职能从资源消耗型转变为资源创造效益型。

2.3.4　满足新技术需求

卫生技术只是手段，只有运用得当，才能有益于健康事业的发展。医疗新技术可以提高医护人员的诊疗水平和操作技能，减少操作失误和医疗事故的发生率，从而提高医疗质量。医疗新技术可以提供全方位的医疗服务，包括智能化预约、在线咨询、远程监控等，改善患者的就医体验和满意度。医疗新技术的应用可以促进医疗创新，推动医疗科技的发展，提高医疗服务的可持续性和竞争力。例如，现在的物联网设备可以收集人们的体温、活动量、血压、脉搏、血糖值和脑电波等生命数据，可以以数字信息的方式呈现出来。再通过将患者问诊信息的输入，自动化系统会显示患病部位可能的疾病名称、患病概率，指示疾病鉴别诊断所需的检查项目、疾病治疗所需的药物名称等。

无论是在发达国家还是在发展中国家，技术创新越来越被视为医疗卫生系统发展的关键。突破性的技术和不断增长的医疗服务数字化，包括先进的机器人技术、传感器技术等,可以加速医疗产品迭代,提高对医护人员的吸引力,改善患者的治疗效果。这些新技术应用大大提高了诊治质量,但也增加了就医成本。

医疗诊治、康复和预防也变得前所未有地依赖于科学技术,对新技术的投入已成为促进健康的关键和影响医保支付的重要因素。面对复杂的健康挑战,医院需适应不断提升的患者多层次需求及价值医疗为基础的付费方式的变革。

医院战略采购

3

3.1 从战术采购到战略采购

3.1.1 战术采购功能局限

如图3-1所示,传统医院的采购活动是由业务部门向设备、保障、信息等职能部门提供申请清单,采购部门主要对综合价格、配置和交货时间等作出采购决策,确定供应商,创建采购订单。如果供应商确认订单,则按订单中指定的质量、标准和交货时间等完成交付。在交付后,采购人员核对订单、收据和发票,如果没有发现差异,发票通过审批途径并进入财务部门后进行付款的环节。在这样的采购过程中,采购人员通常执行战术性采购。

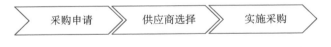

图3-1 战术采购执行

战术采购是一种短期的、以反应性方法来管理采购活动的过程,本质上是通过处理特定的订单来满足业务需求的交易管理,是一种"流程"管理。采购所发挥的作用主要是完成低价采购,请购、采购和付款,侧重于战术层面,是被动的。在这个过程中,采购的首要目标通过谈判等措施,最大限度地控制成本,其核心在于降低采购价格、保障质量并及时交付。采购的定位是"服务工作",而较少考虑其他因素,如供应商关系管理、支持创新等,所以采购这个工作经常成为很多问题的矛头所指,却又不被重视。

3.1.2 战略采购的崛起

在卫生体制改革和现代医院管理制度改革下,医疗政策和业务需求快速变化。

采购在医院不同发展阶段所发挥的作用应有所不同。目前医疗市场不断变化,医疗支出在政府支出中所占的份额以及费用不断增长,为节省医保开支,医保部门不断要求医院以大众可以支付得起的价格提供高质量和高效率的服务。在追求提质降本增效的要求下,医院构建和重塑内外部竞争力的能力成为发展的关键。采购职能开始向战略采购过渡,在支持业务战略、管理风险和成本管控以及确保持续获得关键资源方面的重要性日益突出。采购变革紧紧围绕提升医院竞争力的需要展开,一是有利于降低成本,二是有利于提升服务质量,这意味着采购部门需要从事务性转向更具战略性的方法,以更合理地控制全生命周期成本,而不仅仅是前期成本,并在简单性、易用性、便利性或环境友好性方面加速流程改进,获得先进技术辅助价值增值。医院战略采购的发展历程一般包括以下 4 个阶段:

(1)被动采购阶段。重心在操作层面,主要是事务性的活动,采购是被动的,核心是通过询价和谈判等措施来应对业务部门的诊疗需求,购买最低价格的产品,满足降低成本的期望。

(2)支持采购阶段。根据项目预算和计划,确定业务部门需求,通过对供应商调研和市场分析,按品类、金额、重要性等分类设定采购方式,签订采购合同。在此过程中关注削减成本的方法,逐渐认识到服务质量、交付、时效等对医院运营的价值。

(3)独立采购阶段。制订详细的采购程序和计划,拓展供应商调研和市场分析内容,与其他业务部门和职能部门密切协作,参与战略决策,支持医院和业务部门的发展。

(4)战略采购阶段。全面以患者健康为中心,以业务部门发展需求为导向,在整个供应链中应用最前沿的技术,通过成本管控、技术趋势预测及新技术引进和合作,实现价值增值。

采购人员必须学习如何采取更具战略性的方法进行采购。领先医院的采购人员处理问题的范围正在急剧扩大,他们改变长期以来只是简单的持币购物、唯价格论的认识,不只是按计划、按指令采购,而从促进健康战略和医院高质量发展的需要出发,认识医院、业务、患者的需要,重新定位,制订设备、药品采购的程序和标准,通过价值分析、减少库存、改进效率等手段来达到降低成本或改善运营的目的。他们与供应商建立长期的伙伴关系,以便在合理价格范围内获得最优质的商品和服务,并督促按时交付。采购部门建立强大的供应商库,与可靠、值得信赖的供应商一起制订可持续的采购计划,考虑产品的整个生命周期时的直接成本和间接成本,作出更明智的供应商选择,实现业务可持续发展目标。

伴随医院高质量发展的定位,医院开启和设计战略采购的时代已经来临,采购作用得到极大提升,采购的重心将从最初高度关注成本等事务性职能,转移到以患者为中心的业务需求,让供应商更多地参与到价值创造过程中。采购部门发展成为更具有挑战性的战略单元,提高物资和服务的整体价值,并减少运营支出,提高医院的竞争优势。

3.1.3　战略采购与战术采购差异

医院既要采取战略采购也要实施战术采购,战略采购不是全盘否定或者抛弃战术采购,战略采购与战术采购是相辅相成、互为补充的。战略采购是一套更广泛、更复杂的程序,它高度重视采购货物和服务的非交易性方面,寻找合适的供应商,通过有效的支出分析实现成本节约,侧重于价值创造和降低总体成本,旨在最大限度地提高采购的价值创造。战术采购更侧重于短期目标,是一种被动的方法,侧重于订单的成本,例如以尽可能低的价格购买货物。战略采购与战术采购的区别见表 3-1。

表 3-1　战略采购与战术采购的区别

区别	战术采购	战略采购
采购目标	获得价格最低的报价	支持业务运营的需求,采购和获取总价值最高的商品和服务
采购重点	专注于产品和服务价格	关注市场、需求、总拥有成本,提高医院的可持续发展能力
内容范围	采购过程的一部分	包括供应商调研、谈判、采购、验收和档案保存的全周期管理
需求认知	业务部门按需要提出的需求	医院发展所确定的需求
组织采购	直线职能制管理模式	矩阵制、项目制管理
品类管理	被动的"军备竞赛"	围绕学科发展,配置适宜技术
流程设计	由片段的、不连续的采购流程组成	多部门协作,部门之间的无缝衔接
决策方式	基于价格等有限要素的比较	基于多部门、多纬度的价值分析决策
供应商管理	对抗的方式管理供应商	客户管理,提升协作能力
信息管理	存在大量的信息孤岛	信息互联,可视化增强管理效率
数字化方面	数据质量和连接性差	建立分析、洞察、敏捷的采购平台
可持续性	采购缺少透明度	建立合规、风险监控体系
对创新作用	采购基本与创新是不相关的	引进新技术,参与创新过程

在健康中国战略下,医院重新评估战略采购的作用,采购职能从被动角色向战略角色的转变已变得越来越普遍。领先医院希望采购部门承担比以往都更广泛、更深入的战略责任,转型的重点在于采购与医院战略紧密相连,以患者为中心,以业务需求为导向,致力于提供更全面、更高效的诊疗服务和健康促进措施,不断探索流程优化和创造竞争优势,推动采购在成长方面寻求价值增值的机会,以确保最大限度地提高其价值并实现可持续发展。

3.2 医院战略采购设计

3.2.1 战略采购特点

经济可持续性对医院变得越来越重要。从按服务项目收费到价值医疗、DRG付费,医院正面临着前所未有的压力,影响其长期发展。战略采购是一种长期、综合的战略性采购方式,战略采购支持医院实现愿景、达到使命的整体规划,采购职能积极参与制订和执行医院的战略,反映管理者对于目标、行动和绩效之间关系的认识。

对于医院战略采购来说,没有通用的解决方案,即使是规模相同的医院也可能根据其价值观和业务需求而选择不同的战略。采购部门成为复杂生态系统中的"黏合剂",它的成功实施需要熟练的人员和相关的技术平台和工具,基于市场与竞争环境的分析和预测,以及医院的发展目标和战略规划,制订采购计划并择优选择供应商,实现对物流、价格、质量及技术支持等方面的协调和管理。

采购战略是一个复杂的循序渐进的过程,为促进采购从单一业务功能转变为跨功能业务,采购人员需逐步将注意力转向通过使用数据来了解情况,如采购运营现状、市场状况、业务需求、规模和病种结构,制订合适的方案,并与战略、决策和供应链管理等领域职能整合,使采购不仅更具成本效益,而且更具战略性,在实施方面具有以下特点:

(1)以战略为导向。战略采购不是单纯的流程或物流,而是基于医院的长期战略发展制订采购决策,并从整体上考虑供应商和采购价值链的协同关系。

(2)长期稳定性。战略采购通常是一项长期的战略决策,使采购与供应商建立稳定、长期的合作关系,降低采购成本、提高采购效率。

(3)持续优化供应链。战略采购强调整个采购体系与供应链的稳定性和协调性,追求物流效率和成本最优化,通过共同创新来推进更高效的供应链。

(4)精细化管理。战略采购要求采购部门进行精细化、标准化和流程化管理,并与供应商建立良好的管理和协作机制,以减少损耗。

（5）降低采购成本。通过长期稳定的合作关系,可以获得更具竞争力的价格,从而降低采购成本。

（6）提高品质和技术标准。与优质供应商建立合作关系,可以获得更好的产品品质和技术支持。

（7）帮助流程优化。通过流程改进,提高效率,降低风险,满足业务所需。

3.2.2　战略采购与医院发展保持一致

医院的发展离不开使命和愿景,战略采购也源于医院所定义的使命和愿景,从更高的战略层面界定采购团队的价值取向,并为战略采购的运行方式定下基调。医院负责患者的诊疗,确保医院临床运行和管理的高质量、安全性和可靠性,并充分意识到诊疗过程中存在的风险。

采购是医院开展服务的前提,在探索战略采购可能释放的新价值潜能时,目光短浅是一种行业通病,许多采购人员只努力寻找可能产生收入的产品或服务。采购职能与医院战略相一致可以加速组织架构重构,根据卫生政策和疾病谱变化,搭建统一平台,完善配套规范标准,确定医院重点开展的业务和资源投入方向,督促供应商能以商定的质量、交货期和条款实施,确保最佳质量和资源利用。在战略采购实施方向上,包括三大内容:

（1）聚焦医院发展战略,采购与医院业务发展规划保持一致,设定具体的战略目标和采购预期成果。

（2）战略性地定位医院采购和实施计划,确定如何实施,采取哪些步骤,要达到的目标的重要时间节点。

（3）从价值增值的角度,用关键绩效指标（Key Performance Indicator, KPI）衡量战略执行的结果。

3.2.3　长期稳定的采购文化

采购文化包括组织结构、行动和态度等,它可以改变一个医院的采购策略和方法,进而影响供应商的选择、商品质量和成本。医院的采购文化决定了它关注什么,如何处理问题,以及如何评估供应商和商品。目光短浅的采购文化,往往以牺牲长远价值来实现成本的降低,从长远来看,这不可避免地会使医院付出代价。好的采购文化可以确保商品的质量和价值,同时也可以帮助医院与供应商建立更强的合作关系,可以帮助医院在供应链中发挥更大作用,同时确保商品质量和合理价

格。在打造和培养强大而有效的采购文化方面,领先医院以下的做法会起到一些作用:

(1)采购目标与医院发展相一致,并设定决策的总体原则和标准,考虑采购决策对业务和效益的影响。

(2)鼓励和实施"价值优先"文化,增强透明度,并在高层树立榜样。

(3)医院采购政策和程序是关键,并要求员工始终如一地遵循程序,以确保合规和有效的采购。

(4)与供应商建立长期合作关系,寻求创新的供应商和技术,确保可持续的供应,推动更好的商品质量和效率。

(5)了解和监控市场价格和趋势,以确保成本控制和竞争力,及时提供符合业务发展目标的商品和服务,同时降低供应链中的风险。

(6)奖励那些致力于价值采购的员工,鼓励他们加强对内部需求的识别和与外部供应商的协作。

3.2.4 持续优化供应商管理

战略采购从全局考虑,以患者为核心,支持业务发展为导向,从事务性的议价、库存管理向战略管理转型。领先医院的采购部门被要求获得更多的价值增值,助力医院构建差异化战略优势。医院将业务和采购这两种活动结合起来,查找和选择与医院业务目标一致的最佳供应商,并与供应商签订长期合同以寻求更深入的创新和转化合作,与供应商之间从交易关系转化成伙伴关系。采购部门不仅仅是关注降低成本,制订物资规格和标准,确定明确的采购策略,还必须管理重要的供应商关系,扩大与外部供应商的沟通。利用供应商、市场、定价、交易和其他关键要素方面的数据,通过谈判、沟通来甄别和选择最能满足医院需求的商品或服务,并确定从哪些供应商采购以及支付多少费用。

战略采购与供应商重建合作关系,以支持新产品的开发和引入。采购作为改进运营创新的一种手段,通过选择供应商在整个供应链中产生复合效应。战略采购构建的是与供应商合作伙伴的互助关系,而不再是对抗关系。采购人员利用他们熟悉技术和业务专业知识,通过与供应商代表交谈来了解有关供应品的有价值信息,利用外部供应商提供的相关数据,来确定有关行业法规、市场状况、新产品等。通过与供应商进行定期互动和对话,了解供应商及其核心能力,定期检查是否与医院的采购要求保持一致,监控和预测外部市场的变化,有助于医院与其供应商之间创造转化效应,确定可以支持医院转化活动的关键供应商。

（1）着眼于建立更牢固的关系，战略采购将供应商视为重要的合作伙伴。

（2）改进对供应商的选择，并提高技术预测和价格可见性。

（3）利用支出分析、供应商评估、供应商关系管理和详细的市场研究数据，寻找更多的创新方法来管理众多复杂的合同。

（4）建立持续的合作关系，捕捉创新产品，支持基于临床证据的决策。

（5）确保供应的连续性，将供应链中断的风险降至最低。

采购部门正从费用中心悄然变化成增值中心，在整个供应链中传播医院的价值观，对创新方案持开放态度，采用总价值和总拥有成本比较等作为工具，对价值采购加以宣传，不断提升服务质量。

3.2.5　精细化管理提高效率

战略采购通过制订采购绩效衡量标准，与行业基准进行比较，识别医院当前差距，对采购活动进行主动、全面和持续的评估和再评估，旨在实现最低的 TCO 以及降低供应链风险，促使医疗业务能力和技术手段的融合，发挥技术在诊治中的作用，从而推动业务能力持续提升和发展。领先医院的采购部门不是对市场作出被动反应，而是设计战略，整合多种技术，精简流程，支持业务在资源配置、供应、创新及流程效率等方面实现价值增值。

采购人员结合医院功能地位和业务优势，寻找加快技术引进和效益增长的关键动力，采纳先进的诊治技术，拓展诊治手段，创造一系列竞争优势来确保供应的质量和效率，如成本优势、差异化优势，最大限度地提高医院采购流程的效率和效果，达到调整诊治项目和病种结构的目的。

（1）侧重于优化采购过程中涉及的步骤和流程，密切监控采购风险，确保供应商符合合规性要求和法规准则，保障运营安全，保护医院的品牌声誉。

（2）有完整的监督体系，对采购的成本、效率进行监控，最大限度地降低成本、提高质量和物资可用性，确保按时交付。

（3）数字驱动的供应商管理系统，实时数据提升供应效率和成本管控。

（4）增进更广泛的供应生态系统交流，让供应商参与高水平的技术创新。

（5）重点围绕病种结构，通过诊治技术与功能的选择来驱动成本控制与提高质量，目的是更好地应对竞争。

（6）医院采购创新的主要目的除了满足成本节约和提升绩效外，医院决策者还期望采购在创新、绿色和可持续采购方面取得成效。

3.3 战略采购促进竞争优势

3.3.1 战略采购提升医院绩效

竞争的加剧,促使医院需要通过不断改进服务、便捷访问,从而吸引更多的患者。在绩效管理方向上,医院引入包括质量、财务、创新和满意度等主要指标的平衡计分卡作为绩效框架,始终对标高质量发展要求,保持高效率,更加注重内涵建设(图3-2)。

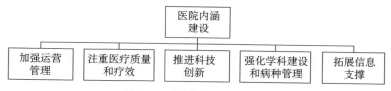

图 3-2 医院内涵建设框架

从战术采购转向战略采购,采购职能正在演变成一个跨职能的业务流程和供应链管理,包括战略采购与决策的整合,采购角色从事务性到更具创新性的价值增值的转变,成为医院获取持续竞争优势的关键力量,从这个角度来说,采购是实现资源分配和竞争策略的有效工具。而采购的交付价值是对业务部门和患者的需求的满足程度,这意味着采购人员在供应市场积极寻求新的想法、产品和服务,或在充分发挥业务和采购优势的过程中,为临床研究和转化医学的创新或服务奠定基础,以改善其服务能力。

采购部门组建跨部门团队,定义团队成员的角色和关键职责,尤其是在与供应商谈判和市场分析等方面的职责,评估在战略实施期间采取的每项行动。操作为业务带来更多价值的方法(图3-3),协助业务部门在成本、质量、效益方面比竞争对手有更好的绩效表现。

(1)成本领先策略是向患者提供更有价格优势的服务赢得患者,该战略需要来自采购和供应链的支持,以确保成本始终控制在较低水平。

(2)差异化策略的基础是向患者

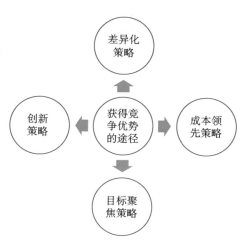

图 3-3 业务部门获得竞争优势的主要途径

提供更先进技术、更高的质量或更好的服务来获得声誉,构建差异化的服务模式和诊治方法。

(3)目标聚焦策略趋向于在低成本和差异化之间的折中,期冀在有限差异化情况下达到成本领先,实现效益优势。

(4)创新策略是医院通过参与创新活动,通过转化医学、临床研究、产品市场化方式获得经济增长或质量提升。

医院采购人员不断地适应药品和耗材零加成、医保 DRG 收费和卫生资源投入方向的政策变化,寻求快速削减和调整成本的方法,以内部决策与协调机制作为保障,发挥其在竞争力方面的前哨作用。面对供应市场复杂多变,包括不同需求、不同市场、不同供应商和不同产品发展阶段,仅靠采购人员很难应对如此复杂的局面,所以采购部门需要制订明确的采购策略,并与医院的医务、质量、财务等职能部门合作,增进技术、质量、成本竞争能力。

3.3.2 战略采购促进竞争优势

1)成本领先策略在医疗战略采购中的应用

药品、耗材零加成和 DRG 收费政策的推进,医院正面临医疗收入受控、人员和服务成本上升、质量与效率要求不断提高的挑战。医院的收入不再是从前的以药补医,而是转向诊疗服务数量与质量的内涵竞争,采购在价值链中的作用正变得越来越重要。对采购部门而言,优化流程管理是降低运营成本和提高效率的主要方法,将服务理念贯穿整个供应链管理,改变传统采购的甲、乙方思维,将采购管理和业务发展结合起来,可以更好地实现医院供应链的全过程管理。在这种情况下,降低成本成为采购的首要任务,其内涵由从关注绝对价格到关注采购竞争优势,这对采购部门提出了更高的要求。

(1)采购人员需高度关注市场价格变化,获得更多的产品信息。

(2)同等质量下,选择比竞争对手更优的价格。

(3)在信息的支持下,保障采购效率高于竞争对手。

(4)除传统的价格谈判外,必须以更长期的和更有策略性的方式节省成本。

(5)应用数字化采购、整合供应链等措施,改善运营,支持整体成本下降。

2)差异化策略在医疗战略采购中的应用

医院差异化竞争策略指医院在提高医疗质量和满足患者需求的基础上,通过不断引进新技术、新设备、新服务及新模式等创新手段,提高自身的竞争力,实现良性发展的过程。医院差异化竞争的主要表现包括以下 4 个方面:

(1)引进新技术和新设备。医院通过引进领先的医疗技术和先进设备,提高诊疗水平,提高患者满意度和忠诚度。

(2)提供个性化服务。为满足患者多样化的需求,医院提供智能化、现代化的就医体验,减少等待时间,提高就诊效率。

(3)创新医院管理模式。通过优化医疗流程、精简管理流程、引入信息化管理手段等方式,提高医院管理效率,降低开支。

(4)密切与供应商合作。与供应商建立良好的合作关系,共同推动医疗创新发展,加强相互沟通和交流。

医院差异化竞争是医院不断追求提高诊疗质量和服务水平的过程,通过提升自身的实力和影响力,赢得更多患者和社会的认可和支持。

3)目标聚焦策略在医疗战略采购中的应用

目标聚焦策略是指把业务战略的重点放在特定的患者目标市场上,集中使用资源,以快于过去的和竞争对手的增长速度为特定疾病的患者提供诊治服务。目标聚焦策略可以更好地满足特定疾病患者的需求而实现差异化服务,医院首先要选择向哪一个业务方向发展,在医院内部达成发展共识,并为业务发展配置人力、设备、设施资源,才能集中优势资源重点发力,引进技术,提高诊疗水平。在聚焦为特定疾病的患者服务时可以通过规模经济来实现成本的降低,提升在该业务方向上的竞争能力,获得患者的口碑效应,保持业务的长期可持续发展。采购人员既要分析诊疗业务面临的行业政策、竞争环境、竞争对手的基本情况,还要审视医院自身的资源和能力,根据医院战略选择合适的业务发展方向,加强在该业务方向的竞争能力,在竞争激烈的医疗市场里赢得患者的信任,这样可以避免资源分散,更容易形成业务的核心竞争力。

(1)围绕特定病种,形成特定病种的预防、保健、诊断、治疗和预后的一体化方式,如为乳腺治疗中心购置乳腺专用磁共振、钼靶、超声及旋切等设备。

(2)围绕特定技术,如为放疗中心配置加速器、后装、伽马刀等设备,为不同肿瘤患者提供多种放疗服务。

(3)围绕特定区域服务,建设检查、检验中心,为区域内患者提供集约化的高质量服务。

(4)围绕特定症状,如为紧急治疗非外伤性急性胸痛症状而设立的胸痛中心,设置场地、配置设备设施,增加绿色通道等。

4)创新策略在战略采购中的应用

经济和生活水平发生变化,医疗供给也将随之改变。当下,医院要求通过采购管理来增强业务竞争优势的需求比以往任何时候都更加强烈。而技术迭代速度实在太快,医疗产品呈现出以下特点:产品日趋复杂化、功能集成度提高、更新迭代频率加速,有价值的技术带来的竞争优势可能转瞬即逝,如果想赶上行业加速发展的步伐,医院必须更深入地了解患者和业务的需求和期望,提供更高效率和更有价值的服务。拒绝在低成本和差异化之间权衡意味着战略思维的根本性改变,思维改变的重要性再怎么强调都不为过。而实现采购转型的前提是采购部门更清楚如何通过发展与特定供应商的战略伙伴关系,来实现医疗业务的技术领先。为此,采购人员需要在供应市场寻找最佳的采购方案,制订基于价值创造的竞争策略,无缝对接供应链与医院价值链,优化创新生态,加速医学创新的发展。采购正在以下 6 个方面帮助医院实现创新发展:

(1)可视化方向。手术机器人、内镜显影技术在胸外科、腹部外科的应用。

(2)更准确方向。PET/MR、超声弹性成像技术可以更准确地发现病灶。

(3)更高效率方向。床旁监测(Point-of-care Testing,POCT)、超声刀技术、门诊智能辅助服务能提高服务效率,让医护人员能够专注于患者服务。

(4)更优结果方向。质谱细菌检测、靶向药物治疗让诊治更准确。

(5)更安全方向。抗菌缝线、体外膜肺氧合(Extracorporeal Membrane Oxygenation,ECMO)技术开拓更安全的治疗方法。

(6)更便捷方便。可穿戴设备可以跟踪从锻炼到睡眠的时间表,提高人体监测能力。

医院采购既是医院合作、转化的重要选择筹码,也是不断获得竞争优势的重要手段。有效的采购不仅要达到效率最高或者成本最低,还要促进业务能力建设和学科发展。一方面医院要求采购人员知己知彼的能力越来越高,对医疗产品性能的认识更专业;另一方面要求采购的产品需要与医院、科室、病种的发展相匹配,通过采购供给创造新的业务供给,最终达到高水平的供给与需求的动态平衡。

组织采购

4

4.1 组织架构

4.1.1 直线职能制阻碍采购价值的释放

科学设计的医院组织架构可以提高运营效率,反之则会带来内耗,降低效率。广泛应用于医院管理中的直线职能制体系是医院的纵向层级架构,每一层管理者都依赖于上层管理者。直线职能制体系内各级职责分工明确、清晰,避免了部门、个人之间职责不清、相互推诿的现象,保证组织的稳定性和一致性,督促组织成员符合规范,严格执行指令,合理地解决权力与责任的关系。

在直线职能制组织架构中,医院将采购职能视为执行层面的活动,因此在业务部门提出采购需求后通知采购部门执行既定的计划。在稳定的环境中,直线职能制具有稳定性的优点,严格按照制度和规范管理,可以保证医院的统一性,在促进规模效应、提高成本竞争力、稳定质量等方面作用显著。

但现在医院采购品类多,需求变化快,医保政策、预算机制、采购规则也在不断调整,直线职能制架构也带来一些刚性的缺点。直线职能制架构中的等级和角色固化,成为官僚体制、权力僵化和信息被扭曲的重要因素,导致审批过程冗长、效率低、成本高等问题,传统的采购框架和采购策略已无法适应当前环境状况。从数字化转型和整个采购生态系统来看,医院只有创建一个足够灵活的采购架构,才可以应对业务需求和技术动态变化。

4.1.2 高绩效的矩阵组织架构

1) 组织架构变革方向

经济高速发展,多层次医疗服务需求变化加快,产品和技术更新迭代加速,使得医疗竞争环境从静态向动态转变,从有限竞争向不确定性转变,逐渐呈现超级竞争态

势。传统的组织架构难以适应以患者为中心、业务发展为导向的战略变化,特别是
DRG 支付下对成本和创新的新认识,僵化的组织架构已难以适应,甚至可能成为制
约发展的瓶颈。在药品和耗材零加成后,患者需求和技术迭代呈现动态变化时,采购
的价值管理对于医院提高效率极为重要。业务创新、价值创造、风险控制等新思维将
超越传统的对成本的关注,固化的组织架构已不能完全应对这种变化,需要引入组织重
构,对组织架构、运行机制、人才培养进行变革,这意味着组织架构重构已势在必行。

医院战略决定组织架构,组织架构必须跟随医院战略。依据目前情况下的卫
生政策、运营环境及部门间关系等因素,采购架构应及时变革,摒弃传统架构,进行
长期规划和系统性重构,包括运营体系、科室设置、岗位设置和人事调整等,其目的
是改进现有的采购架构和流程。

医院需要一个敏捷的采购部门来提高绩效并保持竞争力,领先医院要求采购
变成更加集成、更加敏捷、更加增值的系统,以更好地管理内部需求和供应商伙伴
关系。适当的架构成为获取充分信息的先决条件,采购部门不仅要转变运营方式,
还要积极与内外部利益相关者协同合作,帮助灵活扩展品类管理,快速应对各种挑
战。在战略采购层面,制订战略采购规划,推动具体计划的实施。在运营层面,成
立由不同的职能部门或业务专家组成临时工作团队,确定具体的采购运营活动,承
担各种采购流程的决策,适应业务和技术需求的快速变化,如制订采购计划、供应
商调研、招投标、跟踪计划、评估供应风险、解决合同问题、安排未使用产品的退货、
检查供应商发票及监控供应商绩效等。

2)矩阵组织架构更具优势

采购架构与战略相匹配对降低成本与改善交付及提高灵活性非常重要。如图
4-1所示,矩阵组织架构是在横向和纵向两个维度上建立交叉而协作的复合架构。

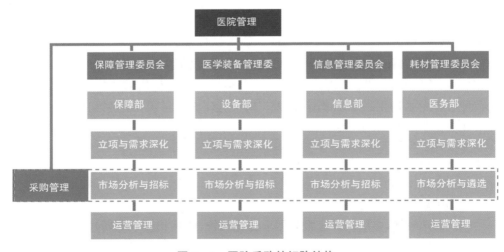

图 4-1 医院采购的矩阵结构

采购矩阵架构的纵向是完成特定任务,横向是采购职能管理体系,这种体系已经在项目管理中广泛应用,它可以实现人员、信息、技术等资源的共享,促进各部门在横向和纵向组织上的协调,一方面有利于项目采购效率的提高,另一方面可以促进资源的高效利用和优化配置,有利于采购人员的相互监督(表4-1)。

表4-1　矩阵型组织架构的优缺点

优点	缺点
• 有效利用资源,实现资源共享 • 以患者为中心,职能部门之间沟通良好 • 对环境的变化,能迅速感知并作出反应 • 部门主要保证项目需要,为项目服务 • 多方参与,促进信息共享,决策更科学 • 优秀和关键技术人员能同时在多个项目中发挥作用 • 所有项目能共享团队的知识、技能、技巧,能解决更复杂的问题 • 能够快速培养一批专家和通用型人才 • 权力和责任分配更合理	• 双重汇报 • 管理目标与项目目标不一致 • 冲突不断,监督和控制难度大 • 因为每个项目相对独立,所以必须采取措施避免重复工作 • 相对于传统的组织架构,在开始决策和确定制度时需要花费更多的时间和努力 • 虽然可能对解决个别问题反应很快,但对于变化快、进展迅速的项目反应较慢

3) 采购中心的出现

传统医院采购分散在不同的职能部门。为适应动态环境的变化和降低成本、提高效率和质量,遵守和适应不断完善的采购规章制度、内控管理,医院可择机调整组织架构。大多数医院倾向于设立专门的采购部门,如采购中心,按照采管分离的原则,建立集中供应商、统一采购、统一结算的采购管理体系,确定采购对供应商管理、供应商选择、产品价格和货款支付的核心功能,多部门协作保证质量、控制支出。采购中心与分散的职能采购相比,强化了采购的功能,在规范采购方面有明显的优势。

(1) 将采购职能从资产运营管理中剥离出来,与采购前的需求立项、采购后的运营管理相互独立与制约。

(2) 采购中心责任更具体,流程设计与绩效评估更符合医院总体发展战略。

(3) 采购中心对采购政策与规范更熟悉,能更好地实施内控。

4.1.3　采管分离与功能整合

1) 采管分离

采管分离是将医院的采购功能与需求计划、运营管理等职能分离开来,建立专门的采购部门,以实现采购活动的独立性和公正性。医院的采购内控体系建设的核心是"制衡",采购分离的主要目的是保障采购活动的公正性和透明度,防止采人员利用职权牟取私利,以及减少医院与供应商之间的利益冲突。

(1)建立独立的采购部门,由专业的采购人员负责采购活动,与其他部门分开。

(2)建立采购流程和采购标准,制订明确的采购流程和标准,使采购活动具备规范和透明性。

(3)建立强制采购程序,例如项目公开、市场调研和市场分析等。

(4)限制采购人员的权力,同时加强对采购人员的考核和监督。

(5)加强供应商监控,对供应商及其产品的质量、交货能力、价格合理性等方面进行审查。

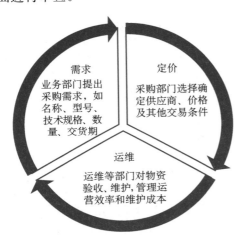

图 4-2 采管分离后的职责分离

采管分离明确了相关领导和相关部门关于内控业务的决策、归口管理、执行机构及其职责,其作用显著,可以提高采购效率,减少采购成本,保障采购质量,提高采购透明度,建立医院诚信形象,增强医院与供应商的合作关系,形成依法合规、运转高效、风险可控的采购机制,实现对采购活动内部权力运行的有效制约(图 4-2)。

2)不相容岗位分离

不相容岗位分离是医院内部控制方面一项重要的措施,所谓不相容岗位是指那些如果由一个人担任,既可能发生错误和舞弊行为,又可能掩盖其错误和弊端行为的职责。不相容岗位分离的核心是实现内部相互牵制,它要求每项经济业务都要经过两个或两个以上的部门或人员处理,以实现监督、制衡和风险控制的目的。医疗行业涉及人的生命安全和健康,如果岗位分离不明确,就难以保证医疗行业的安全性、有效性和公信力。例如,医院需要将采购人员和财务人员、采购人员和验收人员等不相容的岗位分离开来,使得不同的职能岗位由不同的人员担任和相互监督。

3)横向整合

采购通过横向整合建立供应商供应和患者需求之间的有效合作,构建跨组织的开放式供应链网络来实现成本效率的优化。这会改变传统的竞争关系,将医院内外的资源整合到一个协同的供应系统中来优化采购成本和满足业务需求,其价值主要集中在采购供应链优化、成本核算、共享资源、物流服务优化以及技术支持等方面。

采购横向整合的目的是优化供应商的评估和管理,整合医院内部分散的需求,避免部门各自为政地进行采购,从而实现节约采购成本和协同效应。通过横向整合建立良好的沟通机制,协调各业务部门的需求,制订统一的采购计划,确保医院内部各个部门之间的协调和一致性。横向整合可以实现集中采购,对供应商进行综合评估,以确保高质量审核新供应商的资质和能力。不同业务部门或采购部门之间共享供应商,通过协同采购来实现采购成本的降低、流程的简化和效率的提高。横向整合可减少供应商的数量,并与较少的供应商建立战略合作关系,降低采购成本和供应风险,提高医院的采购效率和竞争力,但需要加强内部对采购协作的协调和沟通,同时关注风险管理的问题。

(1)采购横向整合可以实现更完善的合同管理、更强的供应商关系管理。采购横向整合优化整个供应链,重点是实现加强供应商之间紧密合作的目的,最终将分散的采购成本统一起来,在整体上降低成本。

(2)横向整合设立类似于定制式的成本核算系统,统一管理采购数据,有助于提高采购活动的透明度和有效性。

(3)采购横向整合将医院内外的资源进行共享,减少供应链中间环节,缩短运输时间和节省采购成本。

(4)横向整合还可以提供技术支持,帮助医院更有效地管理采购过程、管理质量、实现溯源等功能。

(5)采购的横向整合可以增进采购行为相关各职能部门之间的协同,增加协作,减少"个性"和"例外"活动。还可以规范采购应该有的环节和标准等,减少采购绕道,监控供应商遵守合同的情况。

4)纵向整合

采购纵向整合是医院通过统一的采购管理体系和流程,将上游的采购需求者、下游的供应商以及中间资源市场结合起来,实现采购过程的纵向整合。纵向整合不仅有利于医院加强管理水平,还可以充分发挥财务、供应链、采购系统等价值,有助于医院加快研发、创新能力的建设。

医院各个部门在采购时建立了大量制度和流程。早期这些制度的建立是为了适应政策和增强风险控制而设置,但随着医保政策、卫生资源政策和医院战略的变化,现有部分制度越来越不适应快速变化的新技术、集成的成本控制和患者不断变化的多层次需求。纵向整合可以提高战略采购与医院战略目标的一致性,有利于医院跨职能团队协同机制的创建,促进不同部门之间的采购知识传播和信息共享,并有助于增加采购可信度。

(1)纵向整合消除了职能部门之间的孤岛,创建采购委员会,多部门参与磋商并促进预期目标的达成。

（2）纵向整合可以调整采购工作重点，加强管理控制和监督制衡。

（3）实现跨职能部门的数据共享，达成共同的采购共识，并成功建立跨部门的数据集成和跨职能活动协作，适应快速的变化环境。

（4）更好的内部沟通和数据透明度，提高效率。

在动态环境中，通过纵向整合可以使各职能部门在不同时间、不同阶段共同参与采购活动，数据集成可以带来更多的可见性，从而使决策者能够更好地响应需求或市场变化。在这样的采购架构体系中，信息流不再是单向或双向的方式，而是网络方式，组织建立跨部门和跨团队的正式和非正式联系，构建基于信任的目标共享体系，高效协作为患者创造价值。

4.2　跨部门合作

4.2.1　采购团队组成

采购团队正在适应业务需求的变化，在运营中发挥重要作用。采购不再局限于后台服务职能，采购团队制订与医院业务战略总体方向相一致的策略，可以极大消除内耗，并减少不合理支出。未来的采购团队由专职采购人员、业务和运维部门代表以及其他关键利益相关者组成，包括财务、质量与安全、信息技术及物流等专业人员参与。医院采购团队按品类分工，组成不同的临时小组，整合不同的且相互支持的技能，召集起草规范、评估质量标准和确定价值。例如在采购手术耗材中，邀请手术室护士、外科医生、感控人员作为关键参与者，采购团队对市场的供需情况进行调研，了解产品性能指标、物价收费、运维成本等，以保障采购标的物能让患者得到最佳的治疗，优化手术耗材利用率和控制成本，在产生良好社会效益的同时，也能获得良好的经济效益。采购团队所承担的作用至少有以下6点：

（1）面对新的业务需求变化和风险，以患者为中心，跨部门协作，优化医院资源的配置。

（2）面对大量实时发生的需求状况，采购人员需从多方收集、分享信息，多个参与者共同协调，促进业务、质量管理等的改善。

（3）在采购过程中，复杂且相互依存的任务需要更多参与者的信息共享，通过数据分析和谈判获得有竞争力的质量和价格。

（4）决策团队在处理产品短缺和购买最新技术时，更重视临床证据和安全性数据。

（5）了解供应链中的成本结构，确保业务稳健实施，并参与选定产品的使用和后期评估。

（6）在采购过程中，从供应商调研到验收支付，由多部门组成的采购团队所形成的评估和评价建议在采购中越来越受到重视。

4.2.2　部门间协作

1）跨部门协作

战略、组织和人员不是简单的决定性关系，而是一种组织目标和管理手段的耦合关系，彼此作用，相互影响。采购作为医院供应链生态网络的核心，对内连接业务需求，与临床、科研、教学、质量及财务等职能部门紧密相连，对外连接供应商与合作伙伴，通过整合供应商资源，关联供需，支持和满足业务需求。医院采购不再是单一的管理职能，采购与其他业务职能日益融合，它正在演变为跨职能的业务协作。这种跨职能协作模式突破了传统科室之间的壁垒，打破职能边界，可以有效降低沟通成本，提高工作效率，促进职能内的标准化、职能之间的网状协作管理。

在这种变化的驱动下，采购部门将重新思考部门的资源配置、采购策略和相关技能，提高采购支出的透明度和促进采购决策的自动化。采购人员制订采购计划、品类采购、供应商管理，组织招投标和供应商谈判过程，利用集成分析功能和看板显示供应商的绩效评价，并从不同维度预测潜在风险，增加对供应商合规性的监督，提高质量、透明度、速度和协作。

（1）以需求引导目标，网状管理可以综合平衡和优化管理医院内部的人员、资金、物资和信息等资源。

（2）聚焦标准化制订，使跨部门的每个人都如同团队一样工作，辅以相应的考核机制，使各部门能够有统一的业务目标，进行资源协调，从而增进跨职能协同。

（3）采购团队与不同的利益相关者打交道，作为协调者确保交付、绩效和质量水平。

（4）跨部门合作具有创造力，采购团队合作可以创造性地寻找解决问题的方案。

2）业务-财务-采购一体化工作方式

价值医疗时代，采购、业务和财务的融合对技术成本管理的实施起到积极的推动作用。不同的利益相关者有不同的诉求，需要通过协调来制订统一的采购方法，包括从制订规划、预算和成本分析，采购和业务、财务等其他部门间的协作逐渐成熟。

如图4-3所示，采购—财务部门之间的协作。采购和财务是两个独立运作的职能部门，采购花钱，而财务则关注成本和收益，这意味着采购要找到减少支出的

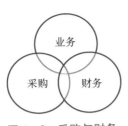

图4-3 采购与财务、业务的融合

方法,财务人员要核算项目对后期价值的影响。有效的协作,可以促成采购与财务部门之间协同价值认定、采购标准,以更好地控制医院支出。它们有时也会产生分歧,所以经常看到采购团队由于缺乏与财务部门在节省预算方面的合作而导致采购流程不畅的情况。

采购—业务部门之间的协作。医院采购与业务紧密结合,更加融合,采购识别业务部门的最佳增长潜力方向,加强与供应商的互动,由外向内引进优质技术,与外部供应市场对接促进新技术的应用,创造价值增值机会,支持业务高质量发展。

要实现采购与业务的融合,采购人员需要主动融入业务运营,鼓励业务部门使用其提供的采购工具与流程,帮助业务部门从采购调研和分析数据中提取有价值的信息,转化为对业务有价值的决策建议。

(1)采购、业务、财务一体化的本质是价值一体化。

(2)采购要融入业务和财务中,从战术采购到事前预测、事中控制,需要全员参与。

(3)采购、财务、业务一体化体现在流程交付能力,既各司其职,也互相支持。

(4)采购、财务、业务部门走向功能衔接融合,形成多数据源、多维度、多层次的项目分析报告。

4.2.3 多方参与的决策机制

医院采购决策最终形成可衡量的采购结果。采购部门担负在有效的时间内购买合适产品的责任,而且要监控购买的物资能得到有效利用,起到降低购置成本、改善临床效果的作用。为加强采购决策的合理性,执行以下步骤可以辅助决策过程:

(1)接收物资申请。简化申请流程,业务部门以电子方式提交其申请内容,包括关键功能、使用场景、预期效率等。

(2)供应商调研。采购部门设计相关的标准调研问题,收集决策支持数据,通过供应商调研和市场分析收集外部供应商资料,如临床证据、安全数据、成本和历史合同信息;又如产品是否获得资质审批,是否经过业务部门内部沟通,对患者治疗的优劣势等。

(3)采购团队进行价值分析。组建合适的团队参与决策过程,除财务、医务、感控人员外,还有实际使用人员,如临床医生参与其中,共同识别和评估新产品及其技术价值。

（4）选择供应商。应用总价值、总拥有成本比较等方法选择供应商，自动化技术可提供标准化的价值分析，增加决策的透明度和可见性。

采购委员会是组织执行采购决策职能中的一种常见组织形式，委员会包括多学科专家小组，例如医疗、药学、器械、财务、感控及卫生技术管理专家。它以集体决策为主要特征，委员会与决策流程相结合，促进利益相关者在有限的时间作出决策，可以起到决策、咨询、合作和协调作用。委员会成员更强调质量、成本、可行性等相关问题，以提高产品的总价值。采购委员会的具体优缺点表现如表 4-2 所示。

表 4-2　采购委员会优缺点

优　点	缺　点
<ul><li>可以集思广益，发挥委员会成员不同背景优势</li><li>利于集体审议与判断，集体决策更有利于复杂问题的解决</li><li>防止权力过分集中，减少廉政、偏颇问题发生的概率</li><li>让多部门参与，利于沟通与协调</li><li>能够代表集体利益，容易达成共识</li></ul>	<ul><li>责任分散，可能导致没有人真正负起责任</li><li>议而不决，导致问题迟迟得不到决策，延缓进度</li><li>大量的人员参与导致时间成本高</li><li>少数人的强势群体会导致委员会成为实质上的专制</li></ul>

4.3　人员能力建设

4.3.1　采购部门知识体系

医院发展趋势的特点是大数据、大连接、大合作。供应市场变化和业务需求推动医院采购部门的重塑，领先医院开始重新审视采购职能，对采购部门的要求不再只是起到单一控制成本的作用，甚至远远超过传统的运营职责。

为适应复杂多变的市场环境，高效的内部跨职能协作和维护供应商稳定极为关键，对采购专业人才的要求也日益提升。敏捷采购更需要采取跨学科的方法和合作态度，采购人员确定业务面临的关键诉求，从被动转变为更具预测性和前瞻性，在辅助业务竞争策略、推动价值增值方面具有越来越大的影响力。采购部门可以动员大量的运维和技术人员，协调不同参与者之间的互动，包括供应商的供应商（如制造商）或业务需求（如医生）的需求者（如患者），并编织一个跨越多个实体和区域的网络，解决需求、技术、成本、效益和创新问题。而且相比采购部门而言，没有其他职能部门能如此接近外部供应市场，或者完全有能力或更有效地识别业务需求，并了解供应商在价值链中的作用。采购人员根据自身能力寻找需要的信息，连接规划、财务、业务、患者、创新,调整职能任务和角色,设定目标并最大限度地利用资源。

在激烈的竞争和多重目标并存的情况下,技术的指数级增长给医院带来了巨大挑战,这一变化不仅要求采购人员具备多样化的技能和能力,如谈判、产品技术知识、财务预算等技能,还必须具备一些关键品质,协调连接,避免采购延缓。如图4-4所示,为了迎接采购面临的新挑战,采购人员需要不断学习,把自己打造成具有 T 形知识结构的专业人士。

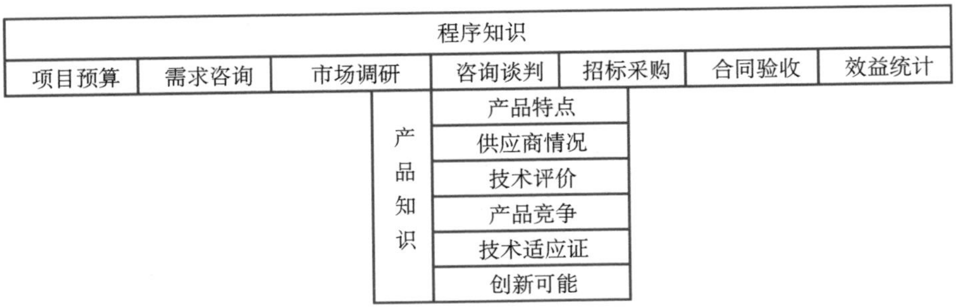

程序知识						
项目预算	需求咨询	市场调研	咨询谈判	招标采购	合同验收	效益统计

产品知识	产品特点
	供应商情况
	技术评价
	产品竞争
	技术适应证
	创新可能

图 4-4 采购人员 T 形知识架构

拥有 T 形知识结构能够帮助采购人员在采购过程中作出更好的决定,提供卓越的绩效。

(1)采购人员要更充分地了解医院核心业务,以实现采购需求和供应商能力的匹配,有利于共同开发解决方案。

(2)采购标的涉及的知识面广,不但需要跨学科的知识,还需要不断更新其知识储备和技能。

(3)业务需求不明确或供应品变化快,必要时在模糊和快速变化的情况下作出供应商选择。

(4)需要认识疾病谱和医疗技术的发展趋势,推动价值采购的实现。

(5)创新供应商被视为战略合作伙伴关系,从单纯的采购向关系管理转变,满足越来越多的合作创新和转化医学需要。

4.3.2 采购人员能力建设

1)战略规划能力

面对迅速变化的环境,采购职能应与医院的总体方向相一致,采购人员的角色也正在转变,其中采购人员思维升级至关重要,需要超越传统采购职能。高效的采购专业人员应集思广益,站在采购全过程的视角,对医疗市场要有深入的了解,在医院进行采购之前对业务进行全面分析,为他们提供翔实的采购方案和见解,可以就市场规模、预计增长、竞争能力向医院提供建议,制订战略框架和统一的考核标准并监督采购的实施细则,辅助业务的优化和重构,并及时应对新出现的挑战。

2）医疗等专业知识

在患者疾病谱变化和多层次医疗需求的背景下,采购不仅是一项简单的程序性工作。动态目标迫使采购人员的视野不再局限于交易和谈判,而应扩展到对医疗业务趋势、供应市场和供应商能力的分析。

采购人员需要具备较强的医学、药学、器械及财务等专业知识和能力,同时还需要具备市场分析、财务管理、合同法律等方面的知识,才能够深入了解医疗产品和行业情况,有效地进行采购管理和供应链协调,另外还需要这些知识和技能的融合,以确保采购决策的准确性和可行性。具体的医疗专业知识包括以下内容:

（1）掌握医疗行业的相关政策和法规,了解药品、医疗设备和耗材的注册申报、备案审批、生产许可等相关程序,以及医疗器械分类、标识标准和技术验收等相关规定。

（2）了解医疗设备和耗材的技术参数和功能,包括产品的规格、性能指标、用途和适应证等,以及产品与相关标准和法规的符合性。

（3）掌握医疗产品的市场情况和供应链环节,了解产品的生产流程、质量管控和价格体系,以便制订合理的采购策略和谈判方案。

（4）了解医疗设备和耗材的使用原理和操作方法,熟悉产品的维护保养、低值易耗品管理、耗材的库存管理和退换货流程等相关知识。

（5）具备一定的财务和会计知识,能够分析和评估医疗产品的采购成本、运营效率、维修保养成本和处置回收等相关知识,以制订合理的采购预算和成本控制计划。

3）运营能力

采购专业人员必须以行业标准为基准,以结果为导向,调整采购定位、架构和流程,快速响应业务需求,对采购标的供应市场、技术前沿、服务水平及价格变化等进行市场调查,去管理采购中的合作伙伴和供应商关系。采购人员在了解业务的基础上,应提高创新意识,将业务部门的需求转化为采购数据,响应业务部门的需求,提高沟通效率。采购人员要不断寻找合适的技术、可接受的价格、可能合作创新的产品,来支持采购团队的决策,在满足需求、竞争、效率和公平等多重目标下实现价值最大化来帮助业务部门获得竞争优势,提高业务绩效,实现医院业务发展目标。运营能力具体表现如下:

（1）品类管理能力。品类管理的目的是优化品类采购。作为一个独立的职能部门,品类管理专注于产生符合患者期望的医疗服务效果。

（2）项目管理能力。项目管理的技能是关于启动、计划、执行、控制和完成分配任务，侧重于在计划时间内实现预期目标。

（3）价值链能力。通过标准化、系统工具的使用，创建有针对性的解决方案，并将供应链集成到医院现有的信息系统中，以实现价值增加。

（4）供应风险管理能力。随着全球采购的发展，管理风险和波动性变得至关重要，它要求采购人员采取更积极主动的方法来预测和解决问题。

（5）谈判能力。良好的谈判技巧是成功采购专业人员不可或缺的特质，包括日常的正式和非正式互动，以及考虑到成本节约的交易谈判，也是关系管理中不可缺少的一部分。

采购人员应用数据采集和获取技术，将数据转化为可操作的洞察和预测，创造前瞻性的绩效管理方法。领先医院的采购部门重视数据能力建设，对数据分析人员的需求正在崛起，这意味着在提升现有人才梯队技能的同时要加强引进人才，构建基于知识学习的数字文化，以推进数字化能力和人才梯队建设（图4-5）。

采购人员掌握业务需求与供应商管理的技能，优化供应商资源，可以承担起市场情报分析师、跨流程协调者等多样化的角色，实时洞察潜在供应商风险，帮助医院建立全覆盖的风险管理体系，将供应商的角色提升为业务支持者，以最大限度地提高合作伙伴关系，提升交付能力。未来的采购专业人员将是各自领域的专家，同时又具有创造能力。采购人员可根据特定品类、市场与项目的具体需求来调整或创建新的标准。

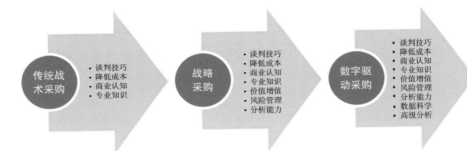

图4-5　采购人员能力阶段建设

采购流程再造

5

5.1　制订采购程序

5.1.1　采购程序组成

　　采购程序覆盖采购活动的总过程,是从提出和接受物资请购起到验收支付货款及其评价为止的一系列采购活动。如图 5-1 所示,医院采购程序可以分解为多个阶段,一般分为采前立项阶段、采购阶段(包括供应商选择)和采后运维管理三个阶段,虽然三个阶段是连续的,但并不总是线性的,并有可能部分重叠。采购程序之间相互依赖,但考虑具体情况,如不断变化的供应商、产品可用性和成本的变化,有时需要调整。

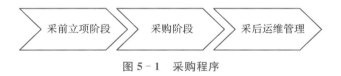

图 5-1　采购程序

　　1)采前立项阶段

　　采购前立项阶段是指在进行采购前,收集采购项目的必要性、采购方式、采购资金及采购目标等基本信息的过程,对采购事项进行审查和评估,确定采购目标、范围、预算和时间安排等。具体内容如下:

　　(1)审核采购项目的必要性。审查采购项目计划或建议,评估其是否真正需要采购,采购后是否能够解决业务需求,是否符合医院的战略和法律法规的要求等。

　　(2)评估采购项目的可行性。包括采购项目的交付期限、实施的适应性、资源限制和风险等,以确保采购项目的成功实施。

　　(3)定义采购项目的范围和目标。明确采购项目的范围、要求和目标,以便在采购过程中能够保证采购项目的准确性、完整性和有效性。

（4）确认采购预算。根据采购项目的要求和目标,确定采购预算,并获得批准,以便在采购过程中能够控制和追踪采购资金的支出情况。

（5）制订采购计划和需求清单。根据实际业务需求和目标,制订采购计划和需求清单,明确采购项目的基本信息,如采购方式、采购金额、采购周期、投标文件要求等。

采购前立项的目的在于对采购项目进行审查和评估。业务部门定位所需技术的愿景,如引进设备物资的优势、有无合格的使用者、充分的环境支持等,该计划应包括与成本效益分析、安全性、预期寿命、标准化和临床收益相关的因素,以确保采购项目符合业务需求和质量标准,在采购过程中最大限度地降低采购成本和风险,也为采购项目的决策提供了基础材料和可行性支持。在评估过程中,应从技术、临床和财务等不同角度对购买的项目进行评估。教学或研究型医院可能包括尖端医疗设备或专业技术,如正电子发射断层扫描(PET)、模拟手术室或研究实验室等。需求细节越多,成本估算就越准确,越容易管理。评估中需要收集不同利益相关者的观点,通过询问财务、医生和护士,从简单的成本削减功能到价值采购方式,采购人员应详细了解医院各科室的已有配置及效益,明确长期和短期需求及规划标准,评估采购计划的科学性和有效性,合理制订设备采购计划,避免重复采购,优化采购计划。

2）采购阶段

采购过程中应根据物资类型和预算金额及需求的紧迫程度,选择合适的采购方式,仔细考虑一些重要的变量,例如所购物资技术功能的复杂程度、成本估算的准确性、各利益相关者的需求和愿望等。开展市场调研,了解市场的价格、供应商和产品质量等情况,评估供应商、市场供应商分布格局等,按需制定相应的采购策略和方案,包括与市场趋势相关的战略规划以及与技术相关的业务战略举措,采用准确的客观数据进行分析。

找到符合采购要求的供应商。通过采购平台或其他方式公布采购需求和条件,邀请符合条件的供应商提交报价和解决方案。通过评估和比较供应商的综合实力,确定与最优的供应商合作,与符合要求的供应商谈判和商议,达成一致后签订供货合同或采购协议。

3）采后运维管理

监督和跟踪供应商的供货质量、交货时间和服务质量等,确保采购订单的执行和交付。与供应商建立长期合作关系,不断优化供应链管理和商业合作,提高采购效果和供应价值。采购后的运维管理对于医疗机构来说非常重要,它涉及设备和耗材的使用效果、使用寿命、运营成本等多个方面。医疗行业的技术和法规不断更新,运维人员需要持续学习与采购物资相关的法规、标准,并及时更新技术知识,以更好地适应市场需求和新技术的变化。建立良好的档案和维修管理体系,记录物资的型号、规格、性能参数、购买用途、维修和保养记录等信息,还要根据物资的特点和使用方法,进行专业化的操作指导和培训,确保可靠性和稳定性,以免出现使用过期或损坏的情况。

从采前规划到采后管理,部门之间虽然分工,但只有多部门分阶段共同治理,形成合力,才能更大地增加采购价值,降低成本(图5-2)。

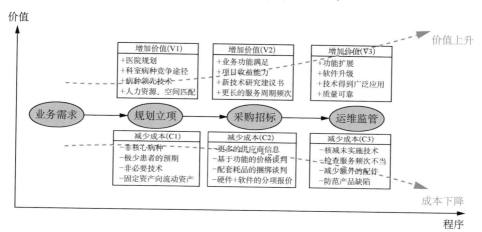

图 5-2 采购程序增加价值

5.1.2 设计采购流程

采购程序的每个阶段由若干具体的执行流程组成。在采购程序文件的指导下,通常将采购流程视为采购步骤,采购程序是采购流程的集成,采购流程落实各环节的职责。从采前立项到采后运维管理,采购流程是保证医院正常运行的工具,程序化、制度化和精细化的流程设计是为了更好的合规性、降低交易成本、提高效率。

医院采购是一个庞大且复杂的系统,包括选型、谈判、签约、采购和付款等诸多环节。医院采购设计应该全面考虑各种因素,每一名参与采购环节的人员必须遵循基本的合规性原则,旨在保证医院合理使用资金、保障采购品质、提高采购效率。医院采购流程设计需要考虑以下7个方面:

(1)采购管理制度的制订。医院需事先确定采购管理制度,在建立采购流程和采购标准之前,制订具体的流程和规则,保证管理制度的可操作性。

(2)确定采购流程。依照不同物资品类,建立相应的采购流程,并根据主体和程序的性质,选择不同的采购方法。

（3）确定采购标准须考虑到医疗行业的特殊性，采购标准应从品质、价格、效率和安全等方面进行完整的评估。此外，还应制订技术标准和验收标准，以保证产品的品质和安全性。

（4）供应商筛选。在确定采购流程和采购标准的基础上考察供应商，主要包括其信用、技术、售后服务和交货期等，进行供应商筛选。

（5）采购合同签订。在供应商筛选完毕后，通过签订正式合同，规范双方约定内容，确立各项责任和义务。合同应包括供应商信息、物品价格、支付方式和时间、质量保证及售后服务条款等。

（6）采购执行和监督。在采购执行过程中，应严格控制采购过程，记录跟踪所有采购活动，监测产品的质量、价格、安全和交货等各个方面。

（7）采购信息化。开发采购信息化系统，以提高采购效率和管理水平，实现模块化管理和流程化管理。

如图5-3所示，流程中的每一个环节都有其规范标准，而且只有按规范标准办事，才能提高效率。反之，如果不按流程办事，个人效率可能会提高，但整体效率会降低。

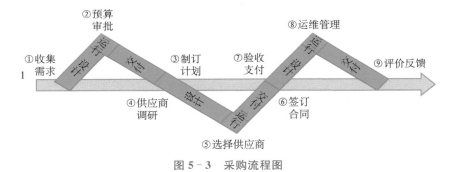

图5-3　采购流程图

5.2　采购流程

5.2.1　收集需求

需求是指在某一特定时期内，在各种可能的价格下愿意并且能够购买某个具体商品或服务的需要。要制订稳健的采购策略，必须了解和阐明当前和未来的业务需求，并使其与整体业务战略保持一致。面对瞬息万变和高度复杂的市场，影响需求的变化因素包括：疾病谱的变化、多层次的需求、新技术宣传等。采购需求是根据业务对采购标的的特征描述,明确业务需要购买哪些类型的商品和服务。需求应符合适用性原则、非歧视原则,并能够切合市场实际,好的采购需求能够合理、客观反映采购标的的主要功能特征。

以医疗设备为例(图5-4),医院业务需求的基本背景包括以下内容:业务科室状况,如门诊人次、急诊人次、手术增长情况;采购标的物在人员、场地、水电方面的情况;引进标的物的主要原因,如新技术、扩增、更新和配套需要;治疗病种情况,标的物是否为患者的指南治疗方法;标的物的先进性,是否属于国际领先、国内领先或是常规配置;标的物的性能特点、收益与风险是否有文献支持;医院或科室同类设备设施的使用负荷等。

医疗设备预算项目申请表

申请部门	采购中心	申请人	—	申请人工号	—
联系人电话		预算流程申请编号		2023-	
设备名称		申请日期	2023-03-01	申康科室编码	SHDC_A11000
单价(万元)		数量		总价	
设备类型	——请选择——				∨
价格咨询	○ 未经咨询 ○ 已咨询1~2家供应商 ○ 已咨询多家供应商 ○ 其他*				
科室情况	学科定位	○ 重点科室 ○ 优势学科 ○ 特点学科 ○ 培育学科 ○ 其他*			
	上年度情况(有则填写)	门诊量		万;增长	%
		住院量		万;增长	%
		手术量		万;增长	%
基本要求	预计放置地点		水件条件		○ 具备 ○ 不具备
	人员配置与培训	○ 有合格操作人员 ○ 需培训人员*			
	有无其他安全问题	——请选择—— ∨	注意事项说明		
目的与性能	引进设备的主要原因	○ 开展新技术 ○ 原有业务扩容需要 ○ 原有设备更新 ○ 配套设备*			
	拟申请设备适用的检查及诊治病种,请列举		是否为指南方法		○ 是 ○ 否
	需要购置设备的先进性	○ 国际领先 ○ 国内领先 ○ 行业先进 ○ 常规配置*			
	设备性能可特点(多选)	□ 新技术 □ 优于现行的技术 □ 作为现行技术或产品的辅助产品, 提高现有技术安全性有效性 □ 患者受益远大于可能的风险或不利 □ 儿童患者使用安全性保证 □ 不增加患者额外经济负担 □ 不增加患者额外检查创伤			
	≥30万元以上设备	○ 证明产品质量、安全性、有效性、先进性的国内外文献综述 ○ 尚无文献依据			
	纳入研究的可能性	□ 可纳入临床验证实验 □ 可纳入到医工转化研究 □ 可纳入其他拓展性研究 □ 无			
成本效率分析	有无同类设备配备	——请选择—— ∨			台
	如果有同类设备,同类设备负荷情况	○ 满负荷 ○ 中等负荷, 还有余量 ○ 应用较少, 为高峰期做准备 ○ 其他*			

图5-4 医疗设备需求申请表

申请者有时无法准确表达自己的需求,采购人员必须对新兴技术或产品性能有非常广泛和深入的了解,以主动评估其影响和利用新技术的可能。临床医生和护士在谈判的早期阶段拥有更大的话语权,采购人员还应该与最终使用者充分沟通,与利益相关者和专业人员交谈,听取、分析使用者需求成为采购人员最重要的任务,这将有助于采购人员作出更好的价值分析和购买决策。

需求导向的优点是可以在更高层次上增强竞争能力。需求调研其实是门艺术,收集需求要求采购人员具有较强的协调能力和运用多种不同技术的能力,与供应商对话获得有价值的信息,让关键利益相关者参与整个过程,确保所有内部关键利益相关者在整个采购生命周期中的积极参与非常重要,特别是使用者、技术专家,采购过程的需求识别使医院能够以合理的成本及时制订采购商品和服务的准确计划,这些是降低成本、缩短时间和提高使用者满意度的方法。

5.2.2　预算审批

在不断变化的环境中,采购部门目标必须与卫生政策、医院目标和业务目标保持一致。医院在政策指引下,通常有固定的规划模式,结合医院目标、患者需求、供应商技术等因素制订采购计划。预算是采购的任务路线图,根据申请部门的要求,了解需要解决的问题和追求的目标。这些问题和目标可以通过使用者反馈、市场调研和数据分析来获得。采购人员应该清楚地了解要购买什么以及需要多少数量,包括采购标的的名称、预算、数量。

了解想要采购什么,以及为什么想要采购,在充分调研的基础上,结合医院实际,各相关职能部门负责按照相应的测算机制完成预算编制(表5-1)。业务部门对发展的认识不足、业务需求表达不足都会导致采购失败。

表 5-1　医院预算机制改进

改进维度	一般预算编制	结果导向的零基预算
基点标准	以上年预算为基础	以支付意愿为基础
确定方式	在上年预算的基础上增减	根据业务发展需求的急迫性设置
增加方法	在原基础上适当增长	零基础,不存在增加与减少
预算调整	根据需求与成本,外加其他因素而调整	按确定的价格和清单申请
激励措施	成本控制和削减的刚性化	在确定的价格基础上进行压缩
分析作用	发现隐性和不必要的开支	价值分析,不断发现更优选择

预算审批是指编制预算计划后,由财务等部门对预算计划进行审核和批准的过程。预算审批的具体程序可能会因不同医院而异,但一般会包括预算编制计划的确定、审核、审批、公示和执行等环节。同时要对这些环节进行监控和跟踪,目的是保障财务预算的合规性,提高预算的科学性和准确性,更加精细化的预算管理通常包括以下5个步骤:

(1)确定预算的期间和制订目的。预算通常是按年度、季度、月份或项目等制订。在制订预算前,需要确定明确的制订目的,如提升业务技能、增加满意度等。

（2）收集资料了解收入和支出的来源，评估可行性，确定可能面临的风险和机会等。同时，还要对政策变化、行业趋势和市场状况有一定了解。

（3）制订预算计划。收集资料之后，可以制订预算计划，以及预算金额。此外，根据实际执行情况，需要考虑预算的灵活性和可调整性。

（4）进行预算审批。预算计划制订后，需要提交给负责审批的人员或部门。经过审批的预算计划，需要分发给部门负责人，让参与部门清楚预算以及如何管理和执行。

（5）实施和监测。完成预算计划制订和审批之后，就需要进行实施，并密切监测预算的执行情况。

在实践中，具体步骤可能会因医院规模、行业类型和内外部环境等因素不同而有所变化，也可以选择使用专业的软件来辅助制订预算计划，以提高效率和精度。

5.2.3　制订采购计划

采购计划是指采购人员根据掌握的医院业务活动过程中物资消耗规律，了解市场供求情况，对计划期内采购管理活动所做的预见性安排和部署，并在计划中列出供应品要求、供应商选择过程以及预计的时间和目标。采购实施计划包括主要需求内容、采购方式、竞争范围、评审方法、合同定价方式、履约验收方案和风险管控措施等。采购计划可以采用自上而下的方法对活动进行细分，列出一段时间内预计采购的所有目标，同时目标要具有可测量性和周期性评价指标，从项目时间或项目路径上监督项目的整体进度。

各种前所未有的干扰因素都会影响医院采购计划，采购部门再也不能像过去一样被动执行任务，需要主动制订蓝图，在变化中寻找辅助业务增值机会，定期评估预算执行情况，并可能对近期执行时间进行调整。

（1）采购人员可以估计完成采购流程所需的时间，确定在采购过程中执行每个步骤的时间表，每个项目应有相应的时间节点，包括开始、指定的检查点和结束日期，改进流程并消除低效率，直至完成交付。

（2）目标中的角色应该是清晰的，应该清楚谁负责特定的任务，评估是否需要增加专业人员制订技术规格或某些要求，提高采购过程的透明度和可预测性。

（3）为实现采购规模经济，采购人员评估将同类采购需求合并或划分为不同合同包的可行性。

（4）允许对采购过程的全周期监控，比较采购实际绩效与规划预期的差异，检验采购时间、成本是否满足申请者规划要求的产品或服务，从而预警给相关部门，并相应调整后面的采购任务。

5.2.4　供应商调研

1) 征询供应商

征询供应商是采购部门向市场现有的和潜在的供应商公示、发布年度采购计划,从市场上收集有关满足组织需求的供应商信息。为确保透明度,在此过程中提供的信息都需要分发给潜在的供应商,从潜在供应商那里获得更多信息。通过对供应商的初次接触,对未经考核评价的供应商应进行供应商审查,审核供应商基本资信、代理授权等,以确定其能够满足不同需求的能力。供应商调研的内容包括仔细检查供应商的资质、经营情况、技术能力,以及财务报表、信用报告等参考资料,分析供应商的能力或市场占有份额,以了解其在市场中的地位和供应商市场风险,关注其成本、声誉、速度、质量和可靠性,并对付款、维护和售后服务条款等需要有详细的阐述。

数字化采购将提供强大的协同网络,帮助医院找到更多合格的供应商,可以要求供应商提供相应的产品介绍,也可以直接从供应商的网站上获取,同时对其可靠性和创新能力进行智能分析和预测。在这个过程中,供应商通常会提供问题的解决方案,采购人员利用收集的丰富数据,对供应商提供的新兴技术和商业模式有更多的认识,有机会了解各种解决方案,这些数据有助于采购团队更好地进行价格谈判,满足进度调整、替代方案和质量水平等要求,可以为医院带来更快的决策。

在整理供应商提交的数据后,可以确定供应商选择的筛选标准。如果可能的话,安排对供应商进行现场勘查,并和其他使用者讨论与供应商合作的体验。在缩小供应商的选择范围后,也可以邀请供应商针对脚本模板进行演示,以便采购人员判断其执行核心要求的技术能力并进行横向比较。

采购团队顺利实施采购的关键是促进采购标的物能结合业务的专业技术水平和相关配套条件,确定采购策略中要考虑的要素。采购人员可以选择多个供应商,以避免潜在的供应中断风险,并创造一个有竞争力的环境,然后根据重要性级别对其进行排名。对于医院采购人员来说,仔细评估供应商非常重要,但是如果没有更具战略性的方法,寻找和选择供应商的过程也可能过于耗时且效率低下。

2) 问题咨询与磋商

为使医院有效地实现节约目标,在遇到问题但不知道解决问题的最佳方法时,采购部门需要从传统的静态合同模式过渡到不定期进行的定价谈判模式,寻求供应商提供可能的措施。在这个过程中,咨询就显得格外重要。

(1) 价格咨询。询价是医院购买的基础,询价的目的是获得多个供应商的竞争性报价。当医院知道它想要的产品或服务的确切数量和类型时,需要更准确地知晓细节,供应商可以提供具体解决方案,包括产品、价格、交货期和付款信息等。

(2)解决方案咨询。每个供应商会根据需求详细说明他们对项目的想法,在解决方案中提供包括自身独特或优势的产品和服务。采购人员会收到供应商提供的各种创造性的解决方案,甚至是采购人员没有考虑过的新方案。

(3)投标咨询。在作出选择之前,采购人开展货比三家和咨询工作,并在多方面对供应商进行评估,通过获取更多的供应商信息,对供应质量、供货时间和供应商响应有更清晰的了解。

采购中问题磋商是指在采购过程中出现了问题或争议时,采购人与供应商之间进行沟通和协商解决的过程。双方应当以解决问题为目标,分清问题性质,是技术、质量、安全中的哪些方面,以便能够针对性地协商,达成互惠互利的协议,从而达到共赢。在沟通协商中,双方应当理智、冷静,避免情绪化的行为和语言让磋商陷入僵局。在采购中出现问题时,双方可能会出现作出口头承诺,要注意让口头承诺是否在合同中体现,避免产生纠纷。当采购过程中出现问题时,双方都应该认真沟通协商,明确各自的立场和需求,寻求合理解决问题的办法。在采购磋商过程中,出现问题要及时处理,避免问题扩大而影响采购进度和结果。在沟通协商之后,制订解决方案并达成一致,避免后续出现同类问题。在采购时的沟通过程中,应当留下相应的记录,以备后续解决纠纷。磋商应当遵守相关法律法规,确保过程合规。

3)市场分析

在完成供应商调查后,对供应品进行市场分析。市场分析是通过外部分析了解当前市场状况,市场分析是系统地收集、分类,以及分析所有影响医院获取货物和服务的相关因素的数据,根据市场调研情况,综合供应商、产品技术性能、经营状况等,形成采购分析框架,从不同维度比较供应商之间的优势和劣势,在满足应用需求的条件下,以充分竞争为原则,结合成本和效率因素,最后形成供应市场的分析报告供实施采购参考。采购人员对于可行性分析概念要有充分的认识,希冀供应商以最优的成本和可靠的来源提供医院所需的产品和服务。主要包括以下内容:

(1)性能对比。产品性能是指产品具有适合使用者要求的物理、化学或技术特性,如强度、化学成分、纯度、功率或转速等。

(2)总拥有成本比较。总拥有成本又称"生命周期成本",指产品从使用直到淘汰整个时期的成本,包括维护、消耗品、宕机造成的影响等成本。

(3)交货期对比。交货期是指医院发出订单,卖方将货物装上运输工具后运往目的地到交付的时间段,交货期会影响执行效率。

(4)风险认识。对存在于外界环境中的各种客观风险的感受和认识,强调直观判断和主观感受的影响。

在采购过程中,市场分析的作用越来越大。市场状况可能会经常变化,在迈向智能采购的过程中,数据分析是采购职能的基础,这一基础使采购专业人员能够安全、快速地访问不同的存储数据。通过各种采购数据清洗、分析,并将其转换为有意义的认知,提供直观且友好的界面,使采购工作更智能。因此,建议医院应确保对收集的信息经常更新,并随着时间的推移保持最新状态。以下的市场分析方法能够帮助采购人员更好执行分析。

(1)波特的五力模型可以用来了解业务环境的竞争力,并确定医院战略的潜在效益和能力。

(2)Pestel 分析可帮助医院识别市场中的主要外部机会和威胁。

(3)Swot 分析结合了外部和内部分析,以总结医院优势、劣势、机会和威胁。

(4)Kraljic 矩阵认为供应链项目应该考虑两个关键的重点领域:风险和盈利能力。Kraljic 矩阵可以帮助了解风险和运营能力如何影响产品的采购和供应。

5.2.5　选择供应商

1)确定采购方式

根据政府采购的要求,医院按照项目金额、潜在供应商等特征进行分类采购,主要包括公开招标、竞争性谈判、询价、创新采购、单一来源采购和框架协议采购等采购方式,无论哪种采购,公开竞争都是医院采购的首选。公共项目更多地使用竞争性招标程序,其基本逻辑是保持采购过程简单、透明,对各方公平。属于集中采购目录的项目应当通过具有集中采购代理资质的中介机构采购,未列入集中采购目录的项目,医院可以自行采购或委托中介机构采购。医院有特殊要求的,经有关部门审批后,也可自行组织采购。其主要内容和关键特征见表 5 - 2。

表 5 - 2　主要采购方式及关键特征

序号	采购方式	主要内容	关键特征	品类举例
1	公开招标	通过需求调查或者前期设计咨询,能够确定详细规格和具体要求,无须与供应商协商谈判的采购项目,应当采用招标方式采购	采购金额大、供应商数量多。适用于采购金额较大、采购对象标准化程度高,采购过程透明、公开的情况	基建项目、通用型医疗设备
2	竞争性谈判	竞争性谈判是指通过需求调查或者前期设计咨询,确定主要功能、绩效目标、最低需求标准,需就相关内容与供应商协商谈判的采购方式	采购金额大、供应商数量少。适用于采购对象复杂、技术含量高、市场竞争性强等情况	部分特殊用途的医疗设备、信息软件

续表

序号	采购方式	主要内容	关键特征	品类举例
3	询价	询价是指对需求客观、明确,采购金额不大的货物、工程和服务,邀请供应商进行报价的采购方式	适用于采购金额较小、供应商数量较少的情况	医疗耗材、试剂
4	创新采购	根据科技创新规划有关要求,对市场已有产品不能满足部门自身履职或者提供公共服务需要,邀请供应商研发、生产创新产品并共担风险的采购方式	技术含量高,需要开发新产品	研究型设备、定制软件
5	单一来源采购	单一来源采购是指采购人向唯一供应商采购的采购方式。适用于采购对象为原材料、设备或技术专利等方面具有特殊技术或专有权的情况	供应商单一、专利、合同追加、后续扩充、紧急采购	大型设备维保
6	框架协议采购	采购人对小额零星货物、工程和服务,可以采用框架协议采购,明确采购标的的技术、商务要求	金额小、多次采购	零星工程、办公用品

其他采购方式还有:

(1)零星采购。由于医院业务的特殊性、多样性,在日常采购过程中不可避免地会发生很多单笔采购金额没有达到医院公开招标的采购金额,且不在医院采购目录内的零星采购。

(2)紧急采购。准许采购方在紧急情况下,采购相关部门根据职能特点,制订必要的应急采购预案,根据采购物资的预算、数量、金额,结合风险与紧急程度,完成应急立项与紧急采购。对单项应急采购标的特别大的项目,应在获得医院批准与授权下,办理应急采购从而缩短时间,但需要对所采取的行动和决策进行清晰的说明和详细的文件记载,便于事后审计。

2)撰写要求

在确定了业务需求并完成对市场的外部分析后,市场分析传达确切的要求以及最终目标和绩效期望,前面步骤中收集的信息将成为确定采购目标的前置评估要素。采购人应当根据法律法规、政府采购政策和国家相关标准,结合本部门职责科学合理地确定采购需求。采购需求应当合规、完整、明确、可评判和可验证,符合采购项目特点和实际需要。采购需求的一项重要内容是撰写技术规格要求,采购要求是采购人为实现项目绩效目标,拟采购的标的及其需要满足的技术、商务要求和其他要求,如质量、性能、功能、体积、符号、标志及工艺与方法等。技术规格既反映了采购的要求,也是对供应商响应情况的评审依据。

　　商务要求是指取得采购标的的时间、地点、财务和服务要求,其他要求是指实现项目目标所需的技术、商务以外的要求。必须注意的是,过低的技术要求会导致中标产品不能满足实际使用需要,而不合理的或过高的技术要求,可能导致降低竞争力或成本剧增。技术要求的编制是一件技术性非常强而又费时的工作,编制得好坏会直接影响整个项目的采购效果。没有国家相关标准的,采购人可以采用市场公允标准,也可以根据项目目标提出更高的技术要求,但是不得通过特定指标或者技术路线指向特定供应商而妨碍公平竞争。如对采购需求难以明确细化的,可以请有关行业专家进行采购需求论证。实践中,制订技术要求中最常见的问题有以下6个方面:

　　(1) 制订技术规范的准备时间不足。

　　(2) 工作人员的业务不精或过于自信。

　　(3) 缺乏必要的专业人员、专家的参加和咨询。

　　(4) 技术规格过于严格。

　　(5) 技术规格带有倾向性或排斥性,限制竞争。

　　(6) 只采纳少数供应商推荐的方案作为需求指标。

　　3) 编写招标文件

　　很多情况下,造成供应商不能响应采购要求的,往往是由于采购技术规格标注不清楚、不完整或不合理。招标文件编制不规范,会影响采购效率,为了确定不同目标的优先级,建议根据目标的重要性进行权重排序,以便供应商清楚地了解需求,这样他们才能提供准确的响应方案。相反,未对招标文件进行深入细致的研究,急于制作招标文件,会致使招标产品的性能和配置偏离采购要求。在需求文件中,经常遇到的问题包括采购产品的技术规格和要求不够明确,导致各厂家投标产品在价格和配置上存在巨大差异。不合理、有明显倾向性的条款,导致投标人少于三个或只有一个投标人。编写招标文件一般包括以下内容:

　　(1) 背景介绍。介绍医院采购信息的关键背景,如果潜在供应商有兴趣参与,他们需要了解这些信息。

　　(2) 项目预算。医院为购买商品或服务设置的预算限额。为保证项目的公开透明,按照政府采购的有关要求,在采购前对预算项目进行公示,以扩大供应商范围。

　　(3) 采购项目和范围。定义项目的全部内容,需要完成的项目及其目标,包括要考虑的规格、数量,在此步骤中要求尽可能详细,甚至概述各标准和任务。

　　(4) 投标时间表。制订时间表,以便供应商知晓时间安排。还需要为供应商提供一个反馈时间,以对项目提出有关质疑。

　　(5) 提交详情。明确供应商必须提交投标的时间和地点,以便供应商可以确

5
采购流程再造

切知道在何时、何地展示提交相关资料。

（6）投标要素。投标文件清单至关重要，这样供应商才能知道使用者的需求和交付责任。如果供应商无法提供满足需求的方案，则意味着采购方可能无法信任他们有足够的能力完成项目交付。

（7）评估标准。如果供应商不能满足这些强制性要求，可导致投标无效。评价要素可以包括价格、满足技术要求、经过验证的成功案例、技术技能和专业知识，以满足招标要求。他们还要接受有关质量的相关评估。

4）决定供应商

对供应商提出的各种响应方案，采购人员按照比较性原则，对可行性方案进行抉择并加以实施和执行。确定范围后，只有匹配度高、履约能力强的投标人才能参与实质性竞争，这样既可以降低交易成本，又可以尽可能地保证竞争度，对潜在供应商的可靠性和创新能力进行评估和预测，识别和选择优质的潜在供应商。在供应商获得评估分数后，得以决定投标程序的获胜者。评估供应商优劣的主要审核内容如下：

（1）采购对象应满足实现的功能或目标的要求。

（2）采购对象需执行的相关国家标准、行业标准、地方标准或其他标准规范，供应商授权关系和推荐产品属性及标准。

（3）采购对象应满足的质量、安全、技术规范和物理特性等要求。

（4）采购对象的数量和采购项目的交付或实施的时间、地点。

（5）采购对象应满足的服务标准、时限、效率等要求。

（6）采购标的的验收标准。

（7）采购对象的其他技术、售后服务等要求。

（8）制订供应计划和分析。

5.2.6　谈判与签订合同

1）谈判议程及内容

当技术要求复杂且采购中涉及一些风险时，单独的竞争性招标具有严重的局限性，甚至是行不通的。或者当竞争不充分时，供应商不愿意提供最大的价值，这时需要通过谈判来促进目标达成。大多数采购项目都会涉及谈判，谈判可以针对实际产品或商品所需的数量、价格、服务或其他内容进行，以便对某些重大问题选择解决办法而达成共识，或通过讨论对某事取得某种程度的一致或妥协的行为或过程。

高效的商务谈判是实现谈判目标的重要保证。在谈判过程中，双方要有明确的诉求,想要通过谈判达成利益共识,在各种利益诉求之间找到平衡点是关键。谈判策略是谈判必不可少的基础,谈判策略是指在谈判过程中为达到谈判目标而采取的影响他人的计划和行动。想要在谈判中获得优势,需要更多的方法,包括行业信息、谈判者能力、市场趋势和对方需求等,有利于在谈判中发挥主导作用,营造融洽的谈判氛围,找到双方的期望点。在医院采购中,具体的谈判内容如下:

(1)价格谈判。是指在有关方面就双方共同关心的价格问题互相磋商,交换意见,寻求解决的途径,找到双方都能接受的价格范围,最终达成协议的过程。

(2)付款条件。货款的结算方式和结算时间,如信息等工程项目可能涉及预付款、按比例付款等。

(3)交货期。交货期管理是指供应商将产品交到医院管理的过程和方法。

(4)质量要求。是指对产品或服务需要的表述或将其转化为一组针对特性的定量或定性的规定要求。

(5)保修条款。具体是指医院向供应商购买商品(产品)的同时得到的一种服务,该服务往往是生产商针对该产品在一定期限内因服务质量问题而出现的故障,提供维修及保养的服务。

(6)违约责任。即违反合同的民事责任,也就是合同当事人因违反合同义务所须承担的责任。

2)签署采购合同

随着医疗事业的发展,经济合同已成为医院与外界进行业务往来的重要形式和组成部分。财政部印发的《行政事业单位内部控制规范(试行)》,将合同管理列为医院风险评估和内部控制的重点领域。基于合同的法律效力,为维护医院物资和服务质量,降低风险,应根据采购标的的特点和性质,签署相应的合同。

(1)定义条款。医院采购合同中包含的所有重要条款,清晰的定义对后续界定非常重要。

(2)协议范围。定义在范围内和范围外的内容,包括地域限制、供应商优惠措施等其他因素。

(3)核心内容。采购标的物的价格、规格型号、数量,描述采购标的物的制造方法和质量要求,并可能包括特定的质量条款。

(4)验收标准。行业标准、国家标准和双方协商而定的图纸等标准,以及部分损耗的承担方等内容。

(5)违约责任。确定在采购合同期间如何或是否调整价格及其他标准,说明采购价格调整频度的详细信息以及与定价变动协议相关的条款,并明确违约方的责任。

管理合同交付涉及监控和评估,其结果可用于为未来的采购程序、合同、项目和政策吸取经验教训。管理好合同至关重要,它既是采购不可或缺的一部分,也是对供应商的合同履行过程进行持续监控的过程,它奠定了医院与供应商关系的基础,监控合同执行情况,制订指标以持续改进,确保成本、产品性能和交付条款符合合同条款。

5.2.7　验收支付

1) 验收管理

验收是按照标准逐项验收,进行检验而后交付或认可产品或服务的过程。验收包括实物配置验收和功能验收,以及增加必要的使用评价。在责任清晰的情况下,采购验收可以让医院有效地避免潜在的采购风险,提高采购满意度。采购验收还能引导供应商更加重视自己的产品质量及相关工作,提高供应商的专业能力和服务水平。

(1) 配置验收。各产品使用部门确定验证验收方式,按照配置清单分项逐一核对,确保采购的产品符合规定要求。

(2) 货物外观验收。检查采购物品包装及外观是否完好无损、易碎品是否破损。

(3) 物品数量验收。对采购物品的数量是否与采购合同中的约定一致进行核实。

(4) 功能性能验收。对采购物品的性能和功能进行测试,确保所有功能都能正常运转。

(5) 性能测试。通过自动化的测试工具模拟多种正常、峰值以及异常负载条件对各项性能指标进行测试。

(6) 质量验收。对采购物品的质量进行检测,确保采购物品符合相关质量要求。

(7) 使用效果评价。衡量采购物资所达到预定目标和指标的实现程度。

(8) 文件验收。检查和核实相关的采购文件,如采购订单、质量合格证书、检测报告等。

(9) 退货处理。凡验收不合格产品,应做退货处理,并根据不合格原因决定是否更换供应商。

2) 支付管理

采购支付是指医院在完成采购活动后,按照合同约定或协议进行支付的行为。采购支付是采购活动的最后一个环节,需要建立科学的审批流程和检验程序,准确核对发票和付款方式,以确保采购活动真正完成。通过支付给供应商或服务提供商,购买的物品或者服务才能真正属于医院。采购支付对于医院非常重要,一方面能够建立与供应商之间的信任关系,维护供应商合规运营;另一方面也有助于保证供应商的现金流稳定,避免因支付问题导致业务中断,进而影响供应商的正常经营,支付过程需确认以下内容:

(1)验收确认。在采购物品或服务已到货并验收合格后,再进行支付。

(2)审批流程。需要建立完整的采购审批流程,保证采购支出的有效性。

(3)发票核对。需对供应商所提交的采购发票进行核对,并再次与采购合同比对。若存在不一致,需要及时协调解决缺失,以保证可以顺利支付,减少采购后运维的风险。

(4)付款方式。根据采购合同中的约定,选择适当的付款方式,确保支付款项的安全性和有效性。

3)档案保存

采购档案是指对医院在采购过程中所产生的各种资料、记录、档案等进行规范收集、整理、分类、归档的过程,采购档案的意义在于方便医院内部管理和审计工作,同时有助于发现内部不合规的行为,提高采购过程中的透明度和规范性。

整理采购流程的档案非常重要,采购档案应至少记录包括所购项目类别、名称、资金构成和合同价格,选择的采购方式及原因,评审标准及确定中标、成交、入围供应商的理由等。付款和评价结束后,采购人员将其档案进行整理保存,以备检查和审计,清晰、准确的档案也有助于解决任何潜在的争议。档案内容一般包括以下内容:

(1)采购计划。包括采购计划编制、审批记录等。

(2)采购合同。包括采购合同签订、履行过程中的变更、合同解除等相关文件。

(3)采购物资验收记录。记录采购物资的验收情况,包括物资名、型号、数量、质量状况等。

(4)采购付款记录。包括付款申请、付款条件、付款方式等记录,涉及采购款项的流向与管理。

(5)采购投诉处理记录。对采购过程中发生的投诉、纠纷进行记录、分析及处理的档案。

(6)采购评估报告。对供应商、买方、物资等进行定期评估,监督采购活动的有效性,及提升采购效率的档案。

5.2.8 运维管理

运行和维护都是指对设备、系统、软件等进行管理,但是重点略有不同,可以把运行和维护看成是共同的目标,二者相辅相成,互为补充,共同保证设备、系统、软件等的高效运行。运行管理是指对采购物资的使用质量、效率、维护等进行监控和管理,运行是确保设备、系统、软件等正常运行的过程,它涉及设备、系统、软件的启动、执行和关闭等方面。在运行过程中,需要监测并处理设备或系统出现的故障和错误,使其能够持续运行。维护则是通过对设备、系统和软件等进行定期巡检、预防性维护和故障处理,以确保它们处于高效、安全的工作状态。维护工作包含了定期的检测、清洁、校准、替换和修复等工作,一般是在运行之后进行的,它可以帮助延长设备、系统、软件等的寿命,降低运营成本,并且减少故障与停机时间,确保系统的持续可用性和稳定性。

5.2.9 评价反馈

采购绩效评估是指通过建立科学、合理的评估指标体系,全面反映和评估采购政策和经济有效性的过程。绩效评价是一个收集、整理、分析、反馈和优化数据的 PDCA 管理过程。定期评估供应商,以确保医院在采购物资和服务上获得最佳交易,与经过全面审查的供应商开始建立长期合作关系。评价侧重于后期的分析和采购改进,也可以为医院开展管理提升提供考核依据。通过对采购相关数据的收集、分析和解读,帮助医院决策者落实下一步的工作计划。在具体采购方案中,可邀请专家根据具体物资或服务、供应商进行针对性评价,从而获得与具体方案相对应的评价结果,并可持续改进供应商选择。

采购评价的作用主要包括改变供应商选择方式,建立基于成本构成和绩效评价的采购决策模式,可以建立实时监控和定期评估机制,将数据转化为实用的洞察和预测,从而打造前瞻性的绩效管理,逐步优化供应商资源。评价是对采购的商品或服务是否满足需求的判断依据。常见的医院采购绩效评估指标有合规性指标、质量指标、效率指标和成本指标等。以结果为导向的评价可以构建采购功能和效果评价指标体系,优化采购效率,促进采购向高质量发展。

5.3 流程再造

5.3.1 流程再造概念

医院采购参与者多、资金量大、技术复杂和风险高,决策程序比个人采购决策复杂得多。医院采购部门的工作范围包括从采购前立项、采购过程到采购后评估的全过程,采购清单还包括维持医院运行所需的所有产品或服务,从低价格的易耗品到新设备、新药品。管理不同品类的采购策略也会发生变化,面对成熟的产品,强调通过竞争实现成本和质量控制,而对于新兴技术,强调新技术适应性,提高采购策略的灵活性。采购还涉及不同部门之间的协作,只是将采购流程分解为许多小的、可重复的步骤是不够的,还需要为每个步骤制订详细的标准,形成协调和相互促进的治理机制,推动采购决策的制订、执行和监督。

流程再造(Business Process Reengineering,BPR)是从医院采购目标出发,从根本上思考每项活动的贡献价值,然后利用现代信息技术变革采购工作流程,重构流程内部关系。采购流程再造的本质是在信息技术支持下,摒弃陈旧的管理实践和程序,充分考虑医院内部的协同融合和流程可视化,选择需要改进的流程,打破原有的管理模式,进行重新规划、设计。

5.3.2　流程再造实施步骤

在变动与竞争的环境中,当业务需求和供应市场发生巨大变化的时候,必须重新变革流程,将医院新计划传达给采购相关者,进行沟通并听取反馈,通过梳理和精简相关的流程,目的是在成本、质量、服务和及时性上实现显著的提升。

如图5-5所示,医院采购流程再造需要建构的是端到端的流程,端到端流程是指从申请者提出要求到提供满意产品或服务的完整流程。

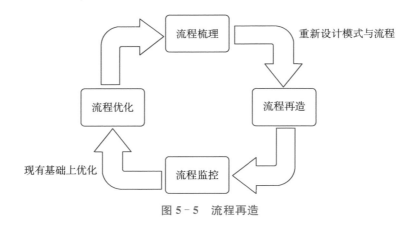

图5-5　流程再造

医院采购部门必须思考采用更加结构化和标准化的方式来选择符合医院战略的供应商。采购流程再造是指对医院的采购流程进行彻底检查和优化的过程,以提高采购流程的效率和质量。流程再造以价值增值为核心,为业务提供服务支持、资源供给和价值评估,帮助业务部门更好地为患者服务。具体步骤如下:

（1）制订采购流程再造的目标和计划。采购流程再造的目标应该明确，计划应该制订详尽，并明确负责人和时间表。

（2）识别采购流程的问题。对现有采购流程进行分析，确定问题出现的具体环节。

（3）设计改进方案。根据采购流程存在的问题和业务需求，设计改进方案，制订新的工作流程和操作规范。

（4）修改流程，并测试实施。根据设计的改进方案，修改采购流程，并在部分场景下进行测试实施，从而确保新流程的可行性。

（5）培训与指导。对参与采购流程的人员进行培训与指导，确保新流程能够有效执行。

（6）监控与优化。持续关注采购流程的运行情况，及时发现问题并解决，优化采购流程的效率和质量。

采购流程再造的目标是提高医院采购流程的效率、降低成本、缩短采购周期，同时提高采购质量并降低风险。流程再造需要在整个采购流程中充分理解业务需求，不断优化和改进流程中的环节，保持流程灵活、高效和可控。

在采购活动中，流程再造的根本是价值增值，它对实现价值增值和提高敏捷性至关重要，可以提高供应和支持服务的质量标准，合理安排物资和服务支出。医院采购职能不仅要协调内部职能，还要与其他外部组织一起合作实现增值和提升外部竞争力，通过实体之间的信息流互动，产生协同效应。建立与供应市场的沟通网络，有助于提高流程设计的合理性和流程执行的准确性，从而提高运营效率。灵活而稳健的采购流程可最大限度地减少错误，找到节省成本的机会，也有助于消除非计划性的支出。

5.3.3 流程再造实施条件

新技术使流程能够快速响应需求，并实时感知其内部和外部变化。全面质量管理（Total Quality Management，TQM）和流程革新是提高效率和差异化竞争的关键。然而，流程再造要想取得预期效果，需要注意以下问题：

（1）以响应患者为中心和业务需求为导向作为出发点，改变流程而不是组织架构，组织架构变革需要更广范围的考量。

（2）要仔细分析所有业务流程，找出哪些环节存在突出问题，其工作量和难度都是巨大的。

（3）需要大量的信息技术支持，如果理论体系不成熟，方法不完善，分析工具不适用，将给流程再造带来诸多困难。

（4）流程可视化可以帮助采购进一步提高业务流程的标准化、一致性和持续优化,适应业务发展的需求,甚至提供前瞻性的洞察。

（5）流程再造是一个高收益、高风险的项目,如果时机把握不好,很容易造成不稳定、员工士气低落,丧失竞争优势。

（6）成功的流程再造,不仅需要上级的大力支持和引导,更需要员工积极的配合。

供应商管理

6

6.1 供应商管理基础

6.1.1 供应商管理的概念

医院采购离不开供应商,优质供应商是保证采购质量的关键。药品、器械行业传统的分销模式使得制造商和医院之间可能会有多个中间商参与,制造商与一个大型分销商签订合约,再由该分销商将有关产品分包给较小规模的分销商,与各医院接洽,这种模式造成了磋商困难和分销商的多轮加价,加上医院缺乏对供应商科学的评估,在应对较为繁杂的需求情况时,能力差的供应商可能会引发各类履约风险。

(1)沟通不畅。供应商层级多,代理关系复杂,供应商对产品的了解程度不高,提供的信息有限。

(2)缺乏透明度。医院和供应商之间信息不对称。

(3)虚假信息。招投标所能提供的资料有限,甚至存在虚假信息。

(4)延迟交付。受产品性质和代理权影响,可能会出现某些产品不可用或延迟的问题。

(5)合同冲突。目标期望不明确等原因引起的合同条款冲突,有漏洞的合同可能会导致交付问题,尤其在信息、工程类项目交付时经常出现的验收标准差异。

(6)供应商界定难。医院和潜在供应商之间无法保持公开、透明的关系可能会阻碍双方取得更有价值的成果。

目前供应商选择的标准缺失,对供应商管理全过程的研究和管理实践还很薄弱。没有持续的供应商开发能力,缺乏供应商数据参考及其比较,医院采购只能通过感性认知作出决策。

6.1.2 供应商数据库管理

医院采购体系建设意味着实行全面的供应商管理策略,以发挥供应体系的最大效率,提高服务质量,并为医院带来更高的效益,这对医院的平稳运行极其重要。采购人员既要做好向前管理,即采购需求管理,也要做好向后管理,即供应商管理。供应商管理的首要任务是建立供应商数据库。供应商数据库管理也称为供应商信息管理,是指医院获得、存储、更新和分析所有供应商数据的过程。供应商数据管理是采购部门的必要工作之一,采购人员整合来自不同来源的数据和情报,如供应商名单、档案、电话和传真号码、电子邮件或向医院提供的与业务相关的营销资料,从供应商准入到绩效评估,再到强制进行风险和合规性评估,制订可操作的供应商管理策略。

采购人员进行供应商数据库的资格审查,完善供应商库基本建设。供应商资格认证是供应商管理流程的第一阶段。收集供应商准入资料是准入阶段的必要步骤。资格认证涉及供应商的能力评估,以确定他们是否有足够的能力按照医院设定的标准提供必要的商品或服务。对符合要求的供应商,医院可以更改或更新内部供应商数据系统,以便识别并开始与他们进行交易。供应商数据内容非常广泛,包括以下内容:

(1)经营状况。经营发展历程、资质认证、注册资本、员工人数、财务状况及业绩等。

(2)生产能力。生产设备是否先进,环境是否符合生产要求,从事生产作业的人力是否充足等。

(3)技术能力。技术人员数量及受教育程度,技术是自主研发还是引进,是否与其他知名医院合作,对现有产品的技术评估资料。

(4)管理体系。包括产品生产过程优势、产出效率稳定性、信息化水平等。

(5)质量管理水平。供应商是否有质量体系认证、管理体系的实施,是否有质量保障程序等。

毫无疑问,有效的供应商管理不仅可以降低成本,还可以获得价值增值。医院的供应商数据库可能相当庞大,也非常宝贵,更好的数据库管理可以提高洞察力并改善业务结果,反过来又会提高决策的透明度和效率。领先医院的采购部门不断增强和应用供应商情报技术,采购人员花时间分析供应商数据,利用过去的采购数据结合趋势分析,往往会从中获得很多有价值的信息,也可以简化运营流程,为库存和供应提供可预测的指导,获得更优决策。

6.1.3 供应商动态管理

采购部门构建基于品类的采购目录,实现自动化采购流程,在复杂的品类支出中找到可持续的节约成本方法。供需双方不再是单纯的交易关系,而是建立了长期、互惠互利的伙伴关系,所以供需双方可以及时将生产、质量、服务和贸易信息进行共享。医院协调供应商制订供给计划,供应商按照合同要求向医院提供产品和服务,最终医院与供应商在销售过程中实现双赢。这些方式加强了与供应商的联系,并提高合规性,减少了采购的工作量。有效的供应商数据库管理包括以下5个关键业务流程:

(1)供应商准入。将供应商纳入采购目录库,是医院与供应商建立关系的过程。供应商准入始于某个业务部门提请产品或服务申请,如耗材、试剂等的准入申请。如果是新的供应商,它将从创建供应商目录开始。采购部门收集供应商和产品信息、评估审批以及在系统中激活供应商。

(2)供应商扩展。如果供应商与医院已有业务往来,在增加新产品时则适用这个流程。如在医院物资系统中已存在某种产品型号,当业务需要增加新品规时,这个流程决定是否使用新的或现有的产品,有助于扩大新品规的信息范围。

(3)供应商更新。对现有供应商资料进行更改或更新的过程,它可能会影响数据表里的字段。在此过程中,可以由内部或外部发起启动更改供应商的信息,例如供应商变更、产品或服务内容变更等。

(4)供应商停用。医院决定停用供应商,这种停用可能是指医院不希望将来继续与之进行贸易的供应商,例如已停止交易或宣布破产的供应商,或多年没有发生贸易往来的供应商。

(5)供应商重新激活。这是在供应中断后,医院重新建立与供应商关系的过程。在这个过程中,很大一部分信息(包括供应商和供应品信息)很可能发生了变化。因此,确保所有的数据和信息都是有效和最新显得非常重要。

随着数字技术的出现,采购职能中的交易工作正在变得自动化,由于自动化技术给采购人员节省了不少工作时间,使他们可以将这些时间应用在更具战略性的业务所需的活动中。但是,变革转型并不容易,前提是必须保障稳定供给。妥善处理各种变更,也是实现目录管理的难点。目录动态调整机制受资质、授权、产品品规及医保收费等影响,对目录变更应符合实际需要,所以采购人员在流程中需要更加关注与业务需求的定期沟通,并提供足够的培训和支持。

6.2 供应商绩效评价

6.2.1 供应商绩效评价

1)供应商绩效评价指标

供应商绩效评价是根据供应的交付时间、价格、质量、技术和服务以及供应商的业务流程和实践进行评估的过程。供应商绩效评价是供应商管理中的重要部分,目的是降低成本、风险和持续改进供应能力和供应品质量。采购人员根据供应商在各种供应变量上的表现,通过评价逐步优化供应商的退出与新增,最终形成优秀的供应商群体。数字技术将极大优化供应商系统,利用数据和连接来推动卓越的供应商绩效评价,降低医院的交易和协作成本,此已成为竞争优势的关键。

供应商绩效评价可以从源头上实现医院招标采购的合规性,从而降低采购产品的价格,提高采购产品质量。供应商绩效评价体系面对供应商有可能出现降低产品的价格,但由此出现质量问题增多,供货不及时或售后服务不到位的情况,所以应摒弃单纯以成本反映供应商能力的评价体系,而建立以物资全生命周期管理为基础的供应商绩效评价体系,全方位评价供应商(图 6 - 1)。绩效评价要点如下:

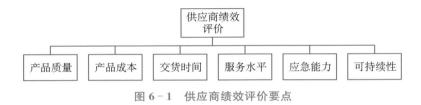

图 6 - 1 供应商绩效评价要点

(1) 供应商交货时间。是从供应商收到订单到发货时经过的时间,通常以天为单位。

(2) 产品成本。包括采购和实施过程中与业务运营相关的成本,如紧急需求、使用效果验证、质量响应和不良事件等。

(3) 产品质量。不合格产品数量/测试的单位总数,是衡量从供应商那里收到的不符合质量和规范要求的物资或产品的百分比。

(4) 服务水平。在医院重大设备、设施故障时,响应速度通常取决于供应商的服务水平。

(5) 供应商应急能力。用于衡量供应商响应紧急供应的能力。

(6) 供应商可持续性评估。从经济因素、环境因素和社会因素等可能的角度实现对供应商的全面评估。

2) 供应商绩效管理的优势

供应商绩效管理不只是解决供应商绩效评价所反映的问题,而是可以更好地将医院资源集中起来,实现采购的价值增值活动。为达到更好地改善绩效水平,增强与供应商的合同管理和评估,定期对供应商进行价格审查,提高绩效可见性可以更清楚地了解供应商能力,识别和选择具有创造力和持续改进能力的供应商。医院选择表现良好的供应商,可以增强竞争优势,因为这种绩效体现在更低的成本,更高的业务响应速度,高质量的商品和服务以及技术优势上。良好的供应商通常

在以下 5 个方面表现卓越:

(1) 更快的交付期。可以缩短和减少规划周期,加快流通速度,通过调整采购时差,有效缩短交付周期,在一定程度上减轻医院库存压力,有效降低总拥有成本。

(2) 敏捷性和灵活性。敏捷性对于扩展价值链很重要,供应商灵活的制造能力,如缩短切换时间,以及低成本小批量生产的能力,更容易对需求波动作出快速反应。

(3) 更好的风险控制能力。供应商信息管理系统可以减少采购人员和供应商之间发生欺诈的机会,例如发票欺诈,同时还提供以最小化风险的方式消除供应问题。

(4) 更快的产品创新。竞争迭代趋势需要医院和供应商之间的关系更密切和协调,定义医院与供应商在产品创新方面的共同目标,增进有关改善性能问题的沟通,促进跨组织的合作。

(5) 识别趋势。专注于关键领域的关键成功因素,如降低成本和提高质量,能够直接比较业绩,识别改善或恶化的趋势。

6.2.2　供应商画像

1) 供应商画像原理与数据来源

供应商市场不断变化,医院在采购过程中积累了大量供应商数据,分析供应商数据变得异常重要。面对整体规模、技术水平等各不相同的供应商,采购人员如何高效地识别优质供应商,成为医院能否采购到高质量产品、高水平服务的关键,也是实现精益化、智能化采购的必然趋势。

医院每年要进行大量采购,伴随着招标采购规模的提升,往往面对越发庞大的供应商群体。医院采购品种繁多,采购人员过多依赖个人经验,存在资质、业绩、条件设置不合理或技术参数设置过高,造成潜在合格投标人不足的弊病。采购人员希望对供应商进行全面分析,分析供应商的属性及行为,结合数据挖掘技术,并对数据进行实时更新,为采购、监管等各方面提供支持。

如图 6-2 所示,采购人员可以从医院内部收集供应商历年合同、资质和既往的谈判记录、供应商投标承诺、合同、到货及时率、资质证明、绩效评价及不良行为数据,从医院外部收集供应商信用、奖惩等信息,并以此为基础,将供应商信息进行有效存储。

当这些采购资料与自动化技术相结合时,数据库管理成为可持续采购的战略工具。从数据库中可以了解所有供应商信息的保存位置,以及查看任何更改和更新的资料,能够形成全方位反映供应商特征的全息数据库,这将有助于医院提升采购系统的合规性。在这个过程中,有必要引入来自第三方的完整且合规的数据促进采购流程变得无缝衔接,为供应商关系奠定坚实的基础。

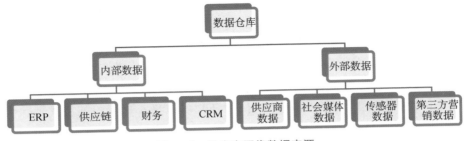

图 6-2 供应商画像数据来源

供应商画像系统是一个面向供应商的系统,它能够对供应商的各种属性进行评估,描述供应商的特征,从而使采购人员及时深入地了解供应商的能力,为建立和维护与其良好关系提供科学依据。数据是供应商画像管理的基础,只有获取到足量的原始数据,才能生成相对准确的体现供应商特征的画像系统。

2) 供应商画像步骤

供应商全息画像最终会形成一套用于评价供应商的算法模型,将分散繁杂的供应商数据信息转化为标签画像。供应商画像是指通过对供应商相关数据进行分析、汇总,形成对供应商的综合评估和描述。如图 6-3 所示,供应商画像可以分为以下 5 个步骤:

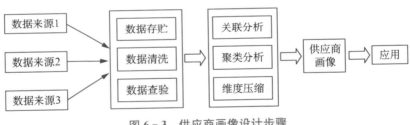

图 6-3 供应商画像设计步骤

(1) 数据来源。供应商画像需要收集和整合来自多个来源的数据,比如供应商的历史订单、评价、信用信息和物流指标等,这些数据可以来自医院内部系统、第三方平台等。

(2) 数据清洗。供应商画像需要对数据进行清洗和去重,以确保数据的准确性、完整性和一致性。清洗的过程可以包括数据去重、缺失数据填充、异常数据处理等。

(3) 数据分析。数据分析的方法包括统计分析、机器学习、大数据分析等,通过数据分析,可以从多个角度对供应商进行评估,包括供应商的产品质量、供货能力、交货期等方面。

（4）建立供应商画像。通过对数据进行综合分析和建模，形成供应商画像。供应商画像可以包括供应商的主要特征、关键指标、优劣势等方面。

（5）供应商评价结果的应用。采购部门应用供应商画像对供应商评价，评价的标准可以包括供应商的质量、成本、交货期和服务等方面，也可以针对不同的产品或服务进行评价，从而确定是否继续与其进行合作。

构建供应商画像图谱，以易于理解的形式呈现的供应商数据，形成供应商全息画像，支持以图表形式等直观展现供应商综合实力排名，反映供应商群体综合能力。

通过构建供应商大数据画像，立体、直观展示供应商的资质业绩、技术能力、历史招标数据等信息，为供应商分级分类和优质供应商的选择工作提供数据支撑和辅助决策依据，为采购管理和决策提供参考。

3）供应商画像应用实践

医院可以访问和查看、分析、显示和评估关键供应商绩效指标，保证采购活动中对供应商选择的科学性、客观性和准确性，提升供应商管理的精细化、差异化和信息化水平。供应商画像成为采购人员的宝贵工具，采购人员通过实时更新供应商全息数据，动态维护供应商画像，支撑招标采购、供应商管理等业务环节，全面提升供应链管理水平。

通过决策模型分析并构建供应商绩效评价模型，在众多方案中选择最佳的决策方案，其核心是以供应商综合能力评价数据为基础，深入分析评价标准，确定标签定义，实现对供应商资质规模、履约能力、物资品类、服务行为和质量品质的标签化和自动评价，建立以物资全生命周期管理为基础的供应商绩效评价体系，从而将他们分成彼此相同或不同的个体，进而提供差异化的管理或服务（图6-4）。

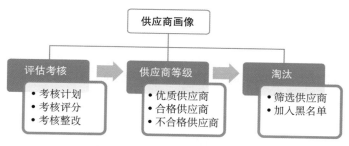

图6-4　供应商画像的应用场景

供应商画像系统实施后，医院采购人员能够提高对供应商的识别和分类能力，有效降低采购风险和采购成本，同时使医院的供应商管理更加有效，促进医院和供应商进行更好的合作。供应商画像管理系统可直观展示供应商大数据分析结果，医院采购团队可通过它轻松比较每个供应商的绩效，识别供应商群中的风险和差距，准确辨别出供应商的履约能力和质量水平，强化供应以及质量等业务部门对供应商具体能力水平以及历史绩效表现的了解,并根据准确的信息作出明智的选择决策。

医院对供应商绩效指标进行实时访问,并通过差异化的管控措施,有效防范可能发生的履约风险。可以对供应商合规性进行年度审查,从而准确了解当前状态以及可能导致罚款或业务中断的任何潜在风险,能够及时发现漏洞、瑕疵与不足,具体包括以下内容:

(1)更高的供应商数据可见性。医院每天生成大量的供应商数据。如果这些信息没有结构化和连贯地呈现,那么浏览所有这些信息可能会变得非常复杂。

(2)更快的数据检索和报告生成。医院应用供应商画像获得最新的报告内容,信息的整合意味着可以自动生成报告并使数据检索更容易,寻找削减非必要任务的方法,以便更专注于那些提高效率的活动。

(3)改善供应商关系。清晰的供应商指标将提供对供应商绩效的认知,采购人员研究供应商历史业绩,可以更好地预测他们的反应,为更后期的谈判铺平道路。

(4)供应商画像以可视化形式显示单个供应商信息,可实时访问供应商关键绩效指标。

(5)获得更大的折扣。借助对供应商绩效行为的实时洞察,采购人员可以集中精力制订采购策略,寻找更优的成本控制方案。

(6)更好的决策。供应商画像使医院能够更有效地分析和理解数据,从而更快地作出更好的决策,以简化运营流程,并最终提高医院的经济效益。

6.3 供应商关系管理

6.3.1 供应商关系

供应商管理与供应商关系管理不同,后者主要侧重于合同供应商的管理。医院加强与合同供应商的关系管理是战略采购的一部分,传统上医院倾向使用交易驱动的 KPI 向合同供应商施加压力,使其在成本、质量方面表现更好。供应商关系管理是医院评估供应商的贡献,确定优化采购绩效的策略,以及制订战略采购时所采用的系统方法。供应商关系提供了一种独特的资源,包括利用供应商的知识、经验和创造力。

管理供应商已经成为数字化管理的关键问题,因为它影响了风险的可控性以及产品和服务的价值交付。大多数医院都高度依赖为数不多的关键供应商,供应商管理分析应聚焦与关键供应商合作的风险和收益。当前供应链环境下,加强采购资源整合管理成为重要环节,医院对供应商关系管理提出了更高的要求,结构化框架降低了供应商管理关系的复杂性,并提高了内部和外部的透明度。供应商管理用于管理更高价值或具有战略性的供应商,除了合同管理和供应商绩效评价活动外,供应商关系管理还与主要供应商之间建立合作伙伴关系,该过程中最重要的是识别供应商可以提供的价值。采购部门通过与长期供应商合作可以降低成本和提高效率,能够更好地减少供应风险,实现合规、创新,或使用数字化的供应商关系管理来帮助实现供应商评估的结构化并使其持续改进。

战略采购中应充分考虑供应商关系管理,使医院和供应商之间的关系成为一个互动管理,而不是单向管理。供应商关系管理通过将单纯的买卖关系转变为战略合作伙伴,提高医院与其供应商之间的协作水平。双方都参与构建问题解决方案和创新策略,优化医院采购,满足当前和未来的需求。医院采购中供应商关系管理可以带来以下优势:

(1)提高效率。供应商与医院可以更好地彼此了解,减少供应链的交付延迟并改善运营。

(2)降低成本。供应商关系管理需要超越传统的以价格为中心的供应商管理方法,供应商关系管理具有长期节省成本的潜力。

(3)最小化价格波动。在供应商关系管理中,医院可以利用固定折扣价格来换取更长的合同期限、最低订单水平。

(4)控制供应风险。风险管理是采购活动中不可或缺的一部分,风险应成为选择供应商的主要因素之一。

(5)整合供应链。可以促使医院减少供应商数量,简化预算编制和采购流程。

(6)长期合作伙伴关系。供应商关系的发展和沟通的改善,是实现医院新技术应用、拓展市场空间、降低产品成本的重要环节。

6.3.2 供应商关系分类

医院采购需要在最初的规划阶段就让供应商参与,这样才能更高效、低成本地采购到更有竞争性的产品。现代通信技术的发展大大降低了医院扩展供应商资源的成本,使医院可以在较短的时间和以较低的成本建立供应商信息平台。医院规模扩大,采购金额显著增长,拓展供应商资源是医院采购条件的基本保证。供应商提高其产品满足需求的特性、质量和价格,有更大的能力可以实现医院采购的优化。供应商关系分类是供应商管理的重要组成部分,根据预定义的指标,如供应风险、总支出、TCO、质量、盈利能力、绩效等,对供应商绩效进行评估,将供应商划分为特定供应商象限,就可以实现供应商的分类管理。根据供应商的重要性以及他们为医院提供的产品或服务,评估与特定供应商相关的风险和影响,可以为后期采

取不同的采购策略提供参考。医院根据供应商所扮演的角色,可将供应商进行以下分类:

(1)战略联盟供应商。双方长期合作关系,需要密切合作才能实现潜在的战略信息互联。

(2)伙伴关系。医院与供应商之间有较长的合同,涉及大量商业活动和业务互动的关系。

(3)持续的合作关系。有较多产品和服务的合作关系,双方之间往往有更多的信息共享和相对稳固的关系。

(4)普通商品供应商。适用于提供低价值或容易获得的产品或服务的供应商,通常是公平交易式的关系,这是一种直接的、常见的商品或服务的交易。通常它只涉及合同履行,除了传达要求和履行之外几乎没有互动。

6.3.3 与创新供应商协作

1)供应商协作

面对日益激烈的国际竞争,医院需以更好的技术来满足患者需求,技术对于业务部门来说越来越重要,在技术创新快、产品生命周期短、信息通信技术(ICT)进步以及对新商业模式的探索的情形下,要求医院构建发展新技术和新运行模式。创新已成为医院长期战略的核心焦点,并被视为可持续增长的关键力量。

有些供应商愿意投入时间和资源,共同开发创新的解决方案。从供应商关系管理过程中获得技术合作成为采购的重要环节,组织间的战略协作以及跨越内部和外部边界的方式来提高协同创新能力,推动共同创造和共同进化(表6-1)。供应商协作流程改进及产品和服务创新,为供应商和医院的共同发展铺平了道路,改善关系和提升商业价值,与供应商的合作成为医院采购新技术的一个关键方法。

表6-1 供应商协作类型与特点

采购管理实践	交易型	协作型	发掘型
供应商选择	更关注其生产和交货等能力特质	开始关注其产品改善和协作等能力	更关注其研发能力及网络资源等特质
供应商绩效评价	依靠供应商所提供的产品信息	对供应商所提供产品进行性能验证与评价	对供应商进行实地调研,开展临床研究,进行综合测评
供应商开发	态度消极、较少实施	态度积极、实施力度适中	态度积极、实施程度更深
供应商参与	供应商很少参与运作过程	供应商参与程度得到提升	供应商大量深度参与开发创新

与外部伙伴的合作战略将在医疗服务创新中扮演着越来越重要的角色。当然,扩展供应商数据库,并不意味着医院在采购上采取撒胡椒面的方式。密切合作、反馈及建议帮助供应商开发和提供更好或更便宜的产品,不仅在定价方面对医院有利,而且还将为医院提供最合适的商品和服务。因此,与供应商密切合作的医院业绩增长速度大大超过忽视与供应商合作的竞争对手。供应商协作有以下 4 个作用:

(1)更少的供应商。意味着花在管理每一个供应商关系上的时间更少,节省的时间可以使采购团队更有效率。

(2)购买力的提高。当供应商看到医院愿意花更多的资金采购时,意味着能获得更低的价格,供应商将有可能提供更好的服务条款和定价。

(3)降低合同风险。当需要关注的合同较少时,医院采购有更多的精力用于确保供应商遵守合同协议,降低不遵守合同的风险。

(4)更多的协作。将供应商视为合作伙伴将变得更加重要,供应商能主动且及时地将有前景的项目与医院分享。

2)供应商参与创新

近年来,供应商逐步在创新中发挥积极作用。原始设备制造商通过技术迭代及持续的产品开发来吸引医护人员使用,制造商对创新的推动正转变为医院需求的拉动。

采购不仅仅是完成交易,还是不断寻找新的合作伙伴,将供应挑战转化为价值创造机会,成为驱动业务价值的强劲动力。在供应商选择上,采购部门借助数字服务的力量,加强与外部参与者之间的互动,更密切地关注如何以战略整合的方式管理关键合作伙伴关系。领先医院的采购部门扩展供应商数量和信息库,从现有供应网络之外寻找潜在供应商,采取相对集中的采购模式,与供应商建立稳定和长期的合作关系。采购人员以建立有创新的供应商组合为使命,与供应商密切合作,建立互惠互利的合同和战略供应联系。采购部门充当医院运营和商业的看门人,这种洞察力使领先医院的采购团队能够与关键的产品战略利益相关者密切合作,并促进与供应商协作。采购人员甄选并接受供应商可以提供超越其价格的价值,但甄别能力不足和用户参与不足会妨碍该优势的发挥,造成医院采购人员对创新方案和创新提供者的错误选择,可能导致创新方向误导和创新资源误配。采购人员将更加重视药物、设备、仪器及服务等创新活动,并与供应商建立合作伙伴关系,对这些产品进行再改造、改进和优化。与常规的创新生成机制相比,供应商创新生成机制具有潜在先天优势。采购部门独特的哨兵能力使其不仅可以有效地从创新供应商那里采购,还可以评估潜在的供应商能否在运营和技术上发挥应有作用。采购职能已经从纯粹的内部能力演变为与外部供应伙伴之间的合作,从而扩大医院的价值创新和成果转化能力,供应商参与创新是通过医院深化内部和外部联系来实现的,是在重构知识生态系统。通常表现在以下5个方面:

(1)利用供应商创新不仅在新产品开发的创新开始阶段,更体现在产品生命周期全过程中。

(2)持续改进是指对现有运营的增量改进,并确保按照原先的方式完成工作,以减少延误、成本和错误。

(3)需要从短期思维转向关注长期价值创造,可能通过创新产品或节省成本为医院带来更多的价值。

(4)通过沟通让供应商对创新感兴趣,希望供应商先向医院展示新想法,然后再与其他使用者分享,从而促使其转变为技术优势。

(5)关注共同价值的激励创新,为医院和供应商创造一个"双赢"的环境。

从供应链到价值网络

7

7.1 医院供应链

7.1.1 医院供应链定义

医院供应链管理(Supply Chain Management,SCM)是为业务需要提供药品、设备、耗材等物资,保证医院能够正常运行的基础。物资采购涵盖了从物资招标、计划、采购、合同、仓储和配送,到废旧物资处置、产品质量监督的全流程管理,供应链各部门、各环节之间沟通配合的协同性要求大大提高,目的是实现需求—供应的无缝对接,提高物资管理周期中每个阶段的效率和成本控制。患者的需求范围越来越广,对业务要求也越来越高,因此医院物资供应管理工作将面临新的挑战,必须简化采购供应活动,最大限度地降低成本,在满足业务需要的同时改善临床结果。

7.1.2 医院供应链组成

1) 供应链分级

医院供应链包括从物资采购到成品交付给业务部门的所有环节。如图7-1所示,供应链中有许多参与者,包括从制造商、分销商和最终使用者,其中制造商和分销商是供应链的关键组成部分。制造商生产医院采用的药品、医疗器械等物资,分销商从制造商那里批量购买物资供给到医院。按照医院采购与供应商互动性的紧密程度,可对供应链进行分级,其中核心供应链包含一级供应商通过采购与业务需求实现互动的过程,扩展供应链则涵盖了从制造商到最终使用者,如最后交付给患者的过程。

供应链分级管理(Supply Chain Layering)是将供应链中的不同功能和业务划分为不同的层级,然后进行协调和管理,以提高供应链的效率和灵活性。这种管理

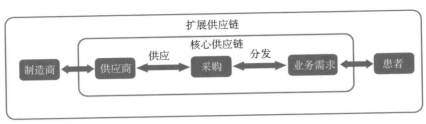

图 7－1　供应链分级

方法强调不同层级之间的协调和协作,以及利用信息技术和数据分析等手段来优化供应链。采用供应链分层管理的优势在于可以将整个供应链拆分为不同的层级,使得供应链的各个环节更加清晰。每个层级尽管有独立的业务和功能,但是仍然是相互关联和相互影响的。采用供应链分层管理的医院可以更加灵活地对市场变化做出响应,达到对整个供应链的优化和管理,同时也有助于降低成本,提高产品质量和服务质量。

2) 供应链核心内容

供应链物流、信息流和资金流是供应链运行的三个基本要素,三者相互关联,相互依存,共同构成了医院的供应链系统(图 7－2)。

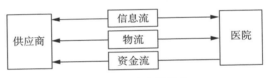

图 7－2　供应链流向

供应链物流、信息流、资金流分别反映供应链中重要的物流传递、信息资讯和资金流动的情况,对医院的采购、业务、患者服务等都极其重要。医院需要不断优化供应链的物流、信息和资金流动,以提高供应链效率,降低供应链对医院的资金需求,从而获得更高的运营效益。包括如下内容:

(1) 信息流。指信息的传递和管理,包括产品信息、订单管理、物流动态、交货期监控及库存管理等。业务需求的信息传递给供应链运营团队,以便他们可以实施供应计划,不断更新信息系统,查看库存水平并修改订购。信息流以有针对性的方式传递订单、交货和交货更新的相关信息。信息流的有效管理可以帮助医院信息共享和协调联动,提高管理效率和灵活性,从而实现更好的库存控制和配送计划,加强供应商和与业务部门的信息沟通。

(2) 资金流。指医院的收入和支出管理,医院资金流量巨大,需要建立完善的资金管理体系,更好地监管现金流,以保证资金的流动性、风险控制和社会效益最大化,确保供应商可以按时交付,改善体验并降低供应链成本。

（3）物流。指产品从采购到最终服务患者的过程,包括物资供应、物资库存、物流配送等,还包括退货等逆向物流活动。在供应链物流中,医院需要建立物流网络、货源控制、配送协调及库存管理等方面的能力,增强供应链的灵敏度和反应速度。

7.1.3 医院供应链管理

供应链管理是指医院在计划、采购、运输和存储、分发物资等流程中,管理内部用户关系和外部供应商关系的过程,包括采购管理、供应管理、物流管理和运营管理,它是一种多组织间协同工作的解决方案。为建立高效的供应链,医院拓展规划、采购、交付和退货等关键环节的专业能力,引入自动化数据分析,优化供应链管理决策,创造竞争优势。医院采购供应链的关键环节如下:

（1）规划环节。为满足业务对物资或服务的需求,制订供应链总体战略,而其他环节则是执行该计划的步骤,预测业务的未来需求,采取与业务需求相匹配的供应活动。

（2）采购环节。医院仔细筛选每个供应商,由他们来提供业务所需的商品和服务,评估所有交易、监控和管理供应商关系,目的是获取最大价值。

（3）交付环节。选择拥有较强的物流和交付能力的供应商,确保价格合理、高质量和及时的方式交付产品。

（4）退货环节。回收有缺陷、多余的或不需要的物资。供应链管理可以支持退货,这种退货通常称为逆向物流。退货也是一个非常重要的产品质量反馈途径,以识别有缺陷的、过期的或不合格的货物,而且需要对退货进行原因分析。无论是供应商执行产品召回还是医院对物资不满意,都必须及时处理,否则可能会造成更大的损失。

7.1.4 医院供应链评价

医院供应链评价是对医院供应链体系的管理和效果进行评估的过程,通过多个方面的评价,可以全面了解医院供应链的运营情况,挖掘出不足,为医院供应链后续优化提供具体建议,最终目的是优化供应链管理,提高医院的运营效率和服务质量。

1）医院供应链评价要素

在很大程度上,高效的供应链管理依赖于与供应商的关系管理。采购人员必

须平衡服务水平、交货时间、运营资金和成本,并作出最适合其医院整体战略的决策。供应链评价要素包括以下内容:

(1)供应链战略。医院的战略规划是否合理,供应链管理的目标与医院战略目标是否一致。

(2)供应链组织结构。供应链的组织结构是否合理,相关职责和权责是否明确。

(3)供应链流程。医院的供应链是否具有流程化的管理模式,相关流程是否畅通,各个环节是否高效。

(4)供应商管理。评价供应商的选择、合作、管理是否科学,是否能够实现双赢。

(5)库存管理。库存水平是否合理,是否存在盲目库存和滞销品,是否实现了有效的库存控制。

(6)物流管理。医院是否建立起完善的物流管理体系,物流成本是否合理,物流速度是否快,效率是否高。

(7)质量管理。采购部门是否严格控制产品和服务的质量,是否建立了完善的质量管理体系。

2)供应链持续改进

医院供应链由传统物流发展而来,传统物流因缺乏沟通,效率低下,对需求信号响应缓慢,使用多种标准和系统衔接,数据完整性差,所以医院传统的供应链管理只适合以下场景:产品范围有限、产品生命周期长、新产品推出慢、供应商稳定、需求波动小和使用数量预测差,此时的供应链大多停留在仓储、运输和配送阶段,其驱动改进的主要动力来自成本和效率的要求,并不能体现全面综合物流服务和现代物流的理念。

随着供应链协作在医院竞争中发挥的作用增加,传统的供应链运作模式已经不能适应这种动态环境的要求。在全球化发展和现代商业环境中,业务部门和患者的期望越来越多样化,复杂且不稳定,生产和供应网络变得越来越庞大,各层面的相互依赖性增加,供应链网络越来越容易受到中断的影响。供应链评价可以起到持续改进的作用,通过衡量供应链是否高效,是否为业务提供价值并满足发展目标,并可以定期对绩效指标进行审查,以识别机会并降低不必要的成本。

(1)优化库存管理。通常情况下,评级可以更多地减少采购中的冗余,以降低固定成本并提高效率。

(2)降低长期成本。长期的伙伴关系对成本节余影响最大,更有利于发挥彼此的优势。

(3)服务质量与安全。部分供应商供应的产品或服务有相当高频率的缺陷,提高产品的质量和安全可以提高患者满意度。

（4）供应链合作伙伴。医院可以更深入地了解行业面临的产品安全和质量问题，有效的供应链管理可以改善决策，并使医院能够建立双赢的合作伙伴关系。

（5）更好的合规要求。大多数医院的首要任务是实现可持续采购，与值得信赖的供应商合作可以提高供应链透明度。

（6）提高响应需求的敏捷性。实时、准确的数据访问能够更好地预测需求，敏捷地应对不断变化的市场情况，更好地管理需求波动。

（7）更好地降低风险。医院可以采取积极主动的方法，控制质量，管理风险和威胁。准确分析并预见不利影响因素，采取补救措施，规避或弥补可能因中断而遭受的损失。

7.2　供应弹性挑战

7.2.1　缺乏弹性的传统供应链

随着全球商业和贸易时代的席卷而来，医院正处在医疗技术持续创新和患者期望快速变化的过程中。需求驱动的供应链运营模式可以聚焦目标，有效集成人员、技术，以非凡的速度和高准确性提供商品和服务。然而，效率的提高往往是以降低灵活性和有效性为代价的。如新冠肺炎疫情使医院遭受了医疗物资、设备和基本药物供需的剧烈波动，加剧对供应链弹性的挑战。

供应链弹性是指供应链承受压力、恢复关键功能以及在变化的环境中成长的能力，这已成为医院运营良好的关键影响因素。在新冠肺炎疫情大流行期间，全球对资源和货物需求急剧增长，供应商无法供应相应的物资，医院面临广泛的医疗物资的短缺，包括许多常用物资，如口罩、防护服、呼吸机等。医院缺乏对分散数据源的快速访问能力，造成对短缺情况缺乏预见性，当需求爆炸式增长时，系统不堪重负，造成交货时间更长的延迟。

7.2.2　增强供应弹性

医院供应弹性管理是指对需求有更深入的了解，为医疗护理业务正常的运行所提供主动规划。弹性供应链使医院能够响应需求并保持高水平服务，可以帮助医院在发生供应链中断时更快地作出反应。有弹性的供应链享有比同行更好的结果，外部冲击对医院业绩的直接影响可能更小，恢复速度更快，恢复程度可能更高。

领先医院的采购部门采取许多方法来提升供应链的效率和有效性,寻求利用以风险为中心的分析引擎,设计既具有成本效益又富有弹性的供应链。现代软件配置管理技术不仅使供应链更加高效,而且有望使采购部门比以往任何时候都更智能,建立供应链弹性机制包括了解供应能力和预测需求的增长,寻求在不降低成本效益的情况下变得更具弹性。如图 7-3 所示,以 COVID-19 为例,弹性供应链下个人防护物资供需的动态协同管理平台。

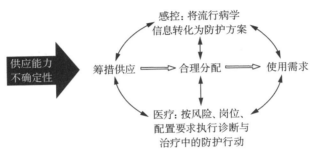

图 7-3 个人防护物资供需的动态协同管理平台

为增加供应弹性,更先进和自动化的方法正逐渐取代传统的医院供应链管理方式。医院利用智能工具在问题发生之前主动识别故障,并予以纠正,持续优化医院供应链运营,使其保持灵活性、敏捷性和主动性。确保供应链可以不间断地运行,对于维持危机中的医院运营至关重要,可以减少供应不及时或代价高昂的退货成本。

(1)预测需求。医院通过不断提高信息的收集和处理能力,实时访问其供应链,提升供应链的灵活性来应对需求的不确定性。其中 ERP 系统可以帮助整合面向内部的系统并改进传统的供应计划,而且 ERP 和外部来源的数据集成,以及射频识别技术(Radio Frequency Identification,RFID)、条形码阅读器等可以将物资数据反馈到系统中,增强端到端的可见性,让采购人员能够作出更好的供应决策,提前应对中断等风险。

(2)消耗可见。医院可对物资从订单发出的那一刻起进行跟踪,直到最终用于患者,避免不必要的医疗产品囤积。医院可以通过对使用量数据的详细记录,有效地跟踪和管理库存。库存数据的可见性使医院能够减少浪费并有效控制产品过期的现象,医院工作人员还可以获得有关缺货、超量使用的报警。

(3)扩大筹措。通过获得的供应商信息,采购人员评估供应商并主动调整供应商关系,了解供应商的可靠性,如准时、完整、信用评级,全面评估上游风险,还要求供应商定期分享相关信息,以确保物资的可获得性可用性。收集新的数据源来监控外部风险指标,例如疫情严重程度、传播方式,预测使用量,对供应商的全面风险进行监控,并将其与运营数据相结合,实现物资供应的预警。

(4)网络协作。物资供应系统由多个不同的系统组成,因此供需数据分散在不同部门之间和合作伙伴组织之间,需要通过部署先进的解决方案,如数字孪生技术、RFID 和 UDI 等,可模拟整个供应链系统的性能,提高医院应对危机和应对日常波动的能力。

7.3 医院数字供应网络

7.3.1 数字供应链

1)数字供应链技术

在 DRG 支付、药品耗材零加成背景下,医院将陷入增长陷阱,且面临前所未有的竞争压力,运营异常艰难,这些突出的矛盾背后反映的是严峻的系统性问题,不转型就很难发展下去。

静态的供应链已经开始解体,并转型为动态的生态系统,它将包括使用者在内的所有的利益相关方都纳入其中。如果说转型成为医院发展的关键,那么数字化则是必然手段。在数字技术的推动下,创新产品和服务不断取代旧产品和原先的服务,数字化供应链可帮助采购团队简化供应商评估流程,跟踪采购订单,并持续监控降低成本的成效。数字技术浪潮席卷各行各业,推进数字化采购刻不容缓,必须尽早开始数字化转型之旅。目前供应链数字化技术主要有以下几种:

(1)医疗物联网(Internet of Medical Things,IoMT)。IoMT 是物联网的一个子品类,借助 IoMT 技术,医疗设备和机器可以使用稳定的互联网连接、分析和发送,检测设备、设施运行状态,为预算、采购、运营提供实时数据,增强分析能力。

(2)移动技术。智能移动终端、5G 网络等技术已经广泛应用,推动着医疗行业相关领域的开发和使用,可以在远程和现场执行响应通知、条形码扫描、任务协调等,实现对库存的实时可见,识别供需失衡和异常,缩短采购周转时间,提高效率。

(3)区块链技术。区块链使用加密等安全措施来存储数据,并以增强安全性和可用性的方式链接数据,通过共享的分布式账本,创建医疗服务档案,医患双方都可以使用,提升协同效率和信任度,可以作出更好、更明智的决策。

(4)人工智能技术。人工智能已经席卷各行各业,也渗透到医疗系统的各角落,在预防、诊断、治疗和康复方面为医疗服务注入新技术、新活力。

(5)FDA 的唯一识别码(Unique Device Identification,UDI)。UDI 的应用可

以加速医院供应链的数字化管理。

医院提高运营效率的压力在增加,想要取得成功必须结合先进的技术,需要相关的运营管理服务经验,密切跟进前沿技术创新。数字供应链是下一代供应链管理的发展方向,其中物联网、区块链等先进技术与医疗物资供应链的数字化转型紧密相连。供应链数字化技术融合到具体医疗业务是一项非常复杂的系统工程,转型的核心是追求数字技术与业务效率的匹配。医院在数字技术应用方面取得了一些进步,通过数字创新技术对供应链进行改造,优化工作流程并降低成本,有助于加快采购转型的步伐,并显著减少变革管理的摩擦,使采购团队能够改善流程交付,提供无缝的采购体验。

2)数字供应链的应用

医院采购数量日益增多,采购交易信息和数据错漏问题也更加凸显,早期技术如电子数据交换(Electronic Data Interchange,EDI)大大促进了交易双方标准化的数据交换,包括供应商和制造商之间的采购订单和发票核验。然而,供应链条中的参与方越来越多,技术更新加速,医院供应链管理驱动长期发展的责任比以往任何时候都重要。

数字化转型使医院的供应链管理更容易简化和优化。对供应链进行实时访问和提高可见性,采购人员能够尽早识别和处理潜在的问题和障碍,让业务部门了解物资使用情况是否合理,并在需要时进行快速调整。如图7-4所示,采购人员应用供应链链接和对临床数据分析,能更准确地预测需求,优化库存规划和管理,有效地响应不断变化的市场,提高整个供应网络的信任度和透明度,增强供应链的弹性。

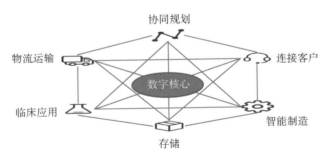

图7-4 供应链数字化技术

数字供应链管理提高了数据的自动化收集和处理水平,从资产互联中收集数据,创建了一个完全连接、始终在线的供应网络,通过高级分析和数字解决方案推动互操作性的改进,及时提供的数据可以对环境有更全面、更准确的感知,为医院带来端到端的可见性。同时,在供应链中引入自动化监控流程,如库存计数或预测性维护,提高了性能的可靠性。采购部门可以了解设备设施等的应用效率,从而为未来的产品或服务开发提供信息,并改善售后服务。

数字供应链将物理世界转化为数字洞察,创造新的价值。采购部门将这些技术与日常运营联系起来,并使数据可见,可以将医疗服务供应链转变为战略资产。数字供应链管理是未来的趋势,其优势表现如下:

（1）出色的可视性。采购部门现在广泛使用供应链、物联网系统等,更容易预测需求和供应,通过分拆、贴标签、配送,解决物资品类、规格、数量、价格和收费属性,提高收货的准确性,开发不同系统之间的数据融合,结合相应的药品、耗材、试剂监控平台,大大提高医院物资采购后的管理能力,监控面板可以清晰显示谁在用、用多少、有没有浪费和损耗,成为医院数字化供应链的基石。

（2）准确的决策。基于云的供应链网络技术使医院更容易将其供应链系统、电子病历(Electronic Medical Record,EMR)和其他临床系统联系起来,医院可以简化、标准化和自动化业务流程,从而降低成本,同时记录与改善患者治疗效果。

（3）端到端可见性。医院应用 RFID 传感器实时跟踪库存,资产管理集成了智能传感器,每个资产都连接在一起,从而允许管理层在绩效管理系统中实时跟踪并监控关键设备、设施,改进预防性维护的频率和效率,主动解决潜在的问题。

（4）智能感知和预测。远程信息处理设备可以帮助医院降低宕机事件,通过实施物联网(IoMT)解决方案,提高透明度,能更好地控制运维活动。

（5）提升规划和自动化水平。通过传感器的可追溯性了解供应链中正在发生的事情,将这些功能直接嵌入 SCM 流程中,获得可见性和洞察力,确保供应网络的可追溯性。

（6）创建协作生态系统。区块链正在创建供应链生态中发挥作用。当产品首次纳入供应链管理时,严格进行审核,以确保货物与供应链记录相匹配,构建跟踪供应链中的产品,检查数据完整性,医院通过使用物联网设备和传感器自动扫描产品并将记录添加到平台中,以防止错误和欺诈。

7.3.2 数字供应网络

计算存储和处理的巨大进步正在激励医院开发创新数字技术和能力,应用新的传感器和人工智能,为物理世界和数字世界之间的分析和转换奠定了基础,数字供应网络通过物理和数字渠道建立数字主线,以更智能的方式连接信息、商品和服务,将传统的线性供应链转变为互联、智能、可扩展、可定制和灵活的数字供应网络。

网络协同不仅是医院内部职能部门间的协同,也是其与供应商之间的协同。

应用数字技术实现与其供应链合作伙伴之间的沟通,实时交换信息,共享其特定领域的知识和行动,建立敏感性分析模型,从而更准确地预测供应商对医院的影响,选择优质合作伙伴,以提高整体绩效。从内部协同来看,采购流程会涉及财务部门、医务部门、质量部门和监督部门等,而流程自动化可以帮助采购人员打破部门间的协作壁垒,提高信息流通效率;从外部协同来看,网络协同关系中供应链的互联协同可以解决交易过程中存在的不透明、不规范、效率不高和预测性不强的问题,同时能够及时准确地掌握供应商的生产情况和供给信息,从而辅助医院作出相应的判断与决策。

供应商及其合作伙伴、患者、信息和资金都在供应网络这个动态网络中流动,其动力正是来自业务的实际需求,而信息技术恰是连接这些网络实体的桥梁和保障(图7-5)。

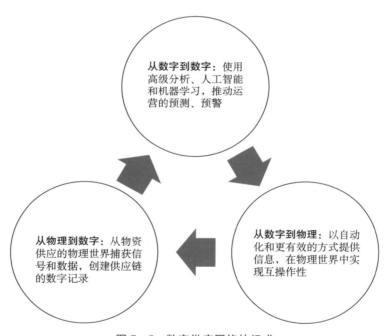

图7-5 数字供应网络的组成

提升端到端供应链体系的实物流与信息流的集成,形成更智能化、更灵活、可视可感知的数字化供应链体系,如果医院管理人员不愿意也无法对这些信息作出快速反应,那么拥有高质量和及时的信息就显得毫无益处,所以医院管理人员须不断集中信息协调和信息共享,并与临床医生和护理人员一起推动工作的灵活性和需求响应能力。多个相互连接的供应链之间有更多的相互作用,促使传统的供应链正转变为动态而复杂的供应网络,其潜在优势如下:

（1）以业务需求为导向。医院的生产活动是基于业务的实际需求,关注的是如何使患者的价值最大化。在协同设计活动中与供应网络更有效地协作,并对不断变化的市场状况作出动态反应,开发能够抵御业务、环境或市场中断风险的供应网络。

（2）动态的供应网络中不存在固定的边界,也没有固定的模式。医院制订供应网络战略,并与供应商增进协作,以实现业务发展愿景。

（3）医院使用敏捷方法构建、试点和部署数字化供应网络解决方案,制订并执行合理化、快速的最佳路线图,在不断迭代和改进的同时提供业务价值增量。

（4）降低成本。供应网络帮助医院专注于应用信息技术来拓展分析视角,为医院带来交易成本的降低,提高社会和技术资源的效率。

（5）高度协作。信息技术增强了各网络成员间的沟通能力,能够及时有效地对医疗需求作出反应。网络中的参与者满足质量和法规要求,充分利用合作伙伴的能力,关注的是整个网络成员共同效率的提高。

（6）提升效率。可将数据关联起来实时了解库存,创建无缝流程对接,从而显著提高效率和有效性。通过改善医院供应链管理,医院和供应商不仅可以消除供应链效率低下,减少不必要的供应链成本,还可以在医院价值链中建立敏捷性和弹性。

（7）加速产品、服务或流程的开发。解决方案提供商的合作伙伴关系,包括与首选产品供应商或专业 IT 或物流服务提供商的合作。

（8）加速市场进入。供应链集成解决方案可帮助与供应链利益相关者建立起关联和联系,增加供应的可见性,使得医院能够以更透明、更可信和更有效的方式跟踪供应,实现客户满意度、供应链绩效的提高。

（9）保持市场领先地位。采购人员专注于对特定业务需求的研究,建立采购与研发、计划预测、库存以及物流等信息节点的互通与整合,为患者提供完整的解决方案。

7.3.3　价值网络

1）价值链与供应链的区别

供应链与价值链有很大的交集,但它们是两个不同的概念。供应链是指采购、运输、库存管理以及与供应商之间的关系管理等,涉及多个相关组织的活动。供应链的目的是确保供应商和客户之间的物资和信息流畅,以实现高效的生产和物流管理,降低成本和提高客户满意度。而价值链是指一个产品或服务从原材料采购到最终患者的整个过程中涉及的各个环节,从研发设计、采购、生产加工、物流管理到服务与维护等,每个环节都会增加或减少价值。简单来说,供应链更侧重于物流和关系管理,而价值链则更注重于产品或服务,实现从生产到使用过程中的各个环节的价值和优化。其差异见表7-1。

表 7-1 价值链与供应链比较

供应链	价值链
供应链是关于订单处理、采购、物流、生产、组装、营销、分销、交付和客户支持	价值链是关于研究创新、开发、测试以及售后服务
供应链侧重于运营管理	价值链侧重于业务管理
供应链促进产品的生产和分销	价值链通过产品或服务增加价值
供应链涵盖了从产品申请到产品交付的过程	价值链涵盖了从客户要求到产品开发的过程
传统供应链模型是线性的,单个供应商向单个分销商和向单个客户提供商品	价值链更加复杂,有许多不同的供应商、分销商和客户
不依靠任何一个参与者来提供生产或消费所需的所有商品或服务	价值链将风险分散到生态系统中的所有参与者
供应链代表了将产品交付给客户所需的所有步骤	价值链过程中医院为其产品增加价值,以最终交付给患者
供应链带来了整体客户满意度	价值链为医院提供了行业竞争优势
医院不再局限于传统的供应链体系	价值链是体验时代的核心,可以动态管理生产链
采购人员在产品开发时参与其中,将产品规格转化为供应链需求	价值链的目标是为最终用户(患者)创造价值

通过价值链分析,医院可以找出自己的核心优势及不足,并想办法改进和优化,价值链分析可以帮助医院了解各个环节所增加的价值和成本,并找出优化和改进的机会,以提高医院的质量、效率和竞争力。

2)在供应链整合基础上形成价值网络

供应链整合是医院与其供应链合作伙伴进行战略合作,并协同管理医院内部和供应商之间的流程,以实现产品和服务、信息、资金和决策的有效和高效流动的程度,将自动化引入供应链管理,实施数据分析和自动化工具能使供应链管理变得更加容易。这种整合的目标是降低成本和高效地为患者提供最大价值。

价值网络是指一个由多方参与者构成的协同网络,这些参与者一般都是经济主体,如供应商、医院、患者等之间相互交流以使整个群体受益,将不同的输入转化为一些产品或服务。在价值网络中,各参与者之间的价值是相互依存的,并且会以各种方式进行交易和合作。价值网络提供比任何单个参与者都更大的价值,同时也为参与者创造更多的机会和效益。价值网络的存在与发展离不开互联网和数字技术的支持,数字技术使得参与者之间的通信更加容易,交易变得更加便捷,同时也支持了各种新型业务模式的出现,利用数字技术和合作的方式形成的价值网络也成为创造更大价值的新兴趋势。

品类采购实践

8

8.1 品类管理概述

8.1.1 医疗物资供应特征

1) 医疗物资供应

医疗物资供应是为医疗卫生机构、医疗工作者及患者提供医疗用品、装置、设备、试剂及药品等产品的行为。随着人口老龄化、疾病谱的变化以及医疗技术的发展,健康需求增加,医疗物资供应已成为医疗卫生工作中不可或缺的环节,物资采购与业务发展紧密相连,医院支出增加,上游的医疗器械和药品厂商市场规模不断扩大。在医院发展阶段跃迁后,诊治疾病的范式从治疗模式转向全生命健康周期管理,医院更注重病种管理,希望通过病种与技术的结合,实现学科发展(表8-1)。

表8-1 医院业务发展与物资供应特征

时间阶段	采购目标	业务发展特点	物资采购特征
第一阶段	保障供应	医疗以全科发展为主,较少细分,如普外科涵盖众多病种	有限种类,缺医少药较为常见,采购部门联系供应商购买物资,保障业务正常运行
第二阶段	获得最优价格	医院规模、医疗队伍扩大,专业不断细分	物资供应增加,在资源供应得到基本满足后,供应商扩大产品推销,医院引进各种设备、耗材和药品,采购人员确保自己以最优价格拿到物资
第三阶段	总拥有成本最优	以学科发展为目标,构建专科发展模式,多学科治疗(Multi-Disciplinary Treatment, MDT)为主要特征	采购高新产品,辅助学科建立标志性技术。医院从全生命周期管理的角度对总成本进行分析优化,从而真正降低成本,这让采购部门从成本管控中心升级为利润中心,进而可以采用多种方法实现降本增效

续表

时间阶段	采购目标	业务发展特点	物资采购特征
第四阶段	与供应链伙伴共同创造价值	专科病种分化,在各种专科病种中找到诊疗或竞争模式	产品、技术与病种结合,以价值增值为目标,增加竞争优势。采购部门管理着最重要的外部资源——合作伙伴,通过采购部门可充分发挥供应链伙伴的专业优势,这样在实现高效协同的同时可以创造更多价值,进而实现多赢和可持续性发展

医疗物资供应须紧跟业务需求,提高产品品质和服务水平,优化供应链和提高智能化,实现医院健康、智慧、安全的发展。医疗物资供应在医疗卫生工作中的重要性越来越受到重视。医疗物资供应的主要内容如下:

(1)供应品质保证。医疗用品的品质直接关系到患者的生命健康,需在生产之初、进口之前、销售之后等多个环节实施品质监控,提高产品的质量安全保障。

(2)供应链优化。优化医疗物资供应链是提高效率、降低成本、提高服务质量的关键,推动供应链数字化升级等是当前医疗物资供应的重点。

(3)医疗智能化。智能化医疗用品的研发和应用将引领医疗物资供应的发展方向,例如:智能识别标记、追溯、智能检查和监测。

(4)医疗物资自主创新。自主研发医疗产品的机制不断完善,医疗物资供应将有更多的自主品牌,多元化的采购需求加快推进医疗产品的自主研发及生产。

(5)国际化供应服务。医疗物资供应商正逐渐从产品制造、销售、技术服务等单一业务向国际化综合性服务供应商演进,加强与海外机构和供应商的合作,以提高医疗物资供应质量和服务水平。

2)品类采购管理

医院支出金额高,种类繁多,必须对其分类管理。品类是根据医院支出数据将类似支出项目分组,以识别品类采购活动特点。因为医院采购品类广泛,采购部门的重要任务是结合医院采购品类实践,建立全品类采购目录,制订品类管理策略,对同一组中的品类实现差异化品类分析,优化各采购品类的管理策略。

(1)品类具有相似的特性或用途,具有类似的采购目标和策略,以便专注于优化特定的采购领域,包括进行市场分析、供应商关系管理并确保作出恰当的采购决策。

(2)类似供应商意味着支出集中在具有相同供应商市场的领域,有利于医院精心准备与相对稳定的供应商进行采购谈判。

(3)品类采购容易形成高度的内部交流共识,帮助成本分析,发现节约和风险管理的方法。

(4)在采购内部形成分工,每个成员的工作负荷基本相似,按照医院战略目标的指导和基本采购程序,完成既定的采购任务。

8.1.2　品类策略规划

领先医院的品类管理包含跨部门的品类团队和运营管理。采购部门根据物资或服务组建每个品类的情报团队和战略发展方法,由品类团队了解申请科室对产品的基本需求,如产品的基本功能、作用和应用范围。品类团队对需求要点进行采购分析,通过供应商调研和市场分析,找到符合需求的产品种类,开发品类报告、计划进度,以最低总拥有成本或价值最大化等方式购买符合要求的产品或服务,管理复杂的供应商关系和交付,辅助实现业务目标。

Kraljic 矩阵是制订品类采购策略时一种常用方法。它广泛用于采购人员对所采购物资进行分类和分析,根据 Kraljic 分类,购买策略取决于两个关键因素:一是采购物资对业务的重要性,主要指该采购物资对医疗质量、供应、成本等影响的大小;二是供应风险,主要指短期、长期的供应保障能力,供应商数量、供应竞争激烈程度等。依据不同物资的重要性及供应风险,可将它们分为战略物资、瓶颈物资、杠杆物资及日常物资。其具体使用表现见表 8-2。

表 8-2　采购品类 Kraljic 分类

采购类别	特点	产品举例
日常物资	风险级别低,支出低,标准品,有许多供应源	针筒、办公文具、保洁用品
杠杆物资	风险级别低,支出水平高,谈判能力强,标准品,支出大,多家供应商	吻合器、监护仪、超声诊断仪
瓶颈物资	风险级别高,购买频次低,谈判能力弱,少数合格的供应源,备选供应商少	ECMO
战略物资	风险大,支出水平较高,少数合格的供应源,购买金额高	CT、MRI 等

在提供附加价值方面,品类管理需要大量的研究工作,以便能跟上最新的市场趋势,这就需要对数据进行分析。未来的大数据应该为品类管理提供以前无法获得的洞察力,尤其在技术呈现指数增长时,需要建立实时动态的调整机制,适时纳入符合业务需求的产品,满足患者多层次诊治需求。

8.1.3　品类采购措施

现代医疗服务水平更高,医疗设备更先进,在临床诊疗中的作用越来越突出。如果物资采购管理不科学,容易造成物资闲置或资金浪费,所以医院持续部署最新的采购系统、程序,在不同品类的管理上寻求创新方法,让采购活动更灵活、更高效、更透明,提高采购价值。

1)组建物资采购团队

采购部门制订物资采购工作流程,按照公开透明、公平竞争、客观公正的原则,推进物资采购流程规范化发展。物资采购团队对所有计划购买的物资进行审查,参与规划、采购、交货和进货验收、库存和文档、安装调试、使用者培训、运营监控及维护更换或处置等。

2)品类采购流程

品类采购是指医院根据自身业务需要,按照一定规则和流程,从供应商处采购一定类别的商品或服务。品类分类能够帮助医院更好地管理采购品类,提高采购效率和采购质量,实现采购成本的控制和优化。品类分类的标准和规则可以根据不同行业、不同医院的特点和需求来确定,医院也可以根据品类特点进行适当的调整和优化。在采购过程中,采购人员需要注意合法合规、诚信经营和风险管理等方面,以确保采购效果和价值的最大化。品类采购的优点如下:

(1)提高采购质量。通过对供应商进行严格的审核和筛选,能够保证采购的商品或服务的质量和稳定性。

(2)降低采购成本。通过对某一类商品或服务的集中采购,能够获得更好的价格和条款,可以降低采购成本。

(3)提高采购效率。针对某一类商品或服务进行专业的采购管理,能够提高采购效率,缩减采购周期,缩短采购流程。

(4)优化供应链管理。品类采购能够优化医院的供应链管理,提高供应链的透明度和协调性,降低医院的供应风险。

8.2 药品采购

8.2.1 行业发展

1)医院药品发展

全球医药消费市场总量持续增长,中国药品消费市场潜力巨大,广覆盖的医疗保险制度也将增加药品支出。科学技术促使医药领域涌现出大量的创新性疗法,如靶向药物、免疫疗法、CAR-T细胞治疗等。医药领域的创新技术对提高患者的生活质量,乃至延长寿命,都起到了巨大的作用。生物制药创新时代已经到来,但新药创新是一项艰巨的任务,因为它成本高昂,药物开发过程风险大且耗时,而且相对容易模仿。

全流程质量追溯是药物生产中的核心环节之一,对药物质量控制有重要作用。制药企业从需求和目标出发,越来越多地使用 IT 技术,通过信息化应用,如医药生产制造管控过程中融入制造执行系统(Manufacturing Execution System,MES),实现有效且质量可控的信息化、智能化生产,同时可以跟踪和监控整个业务链中产品和采购决策的信息变化,业务活动更加贴近患者需求。

2)医药流通机制变革

药品供应链含有多个主体,包括医药行业监管部门、药品原辅料供应商、药品生产企业、药品批发企业和药品分销商等。在传统药品供应链运作模式中,医药流通承担着信息流、物流、资金流的枢纽作用。上游供应商以药品生产为中心,对下游患者的信息关注较少。在此模式下,药品供应链对市场需求的响应能力较差,下游只能被动接受上游供应商传递的产品或服务。

GMP、GSP 认证等手段遏制了假劣药品和非法经营活动,从源头上规范药品流通市场的秩序,保证药品从生产到最终使用的质量安全,给药品供应链创造了良好的市场环境。从长远来看,医药流通行业经营环境将会不断改善,行业集中度将会持续提高。

(1)产业整合。医药企业规模与产业集中度提高,实现品牌与品种整合,通过纵向一体化或战略联盟等形式缩减流通环节,降低流通成本。

(2)药品监管。供应链采用智慧化的物流技术,共同构建动态高效、共生共享、多方互赢的医药供应链生态圈,对药品流通过程进行在线监管,全面、及时、准确地获取药品交易活动相关的各项统计数据,提供许可管理、信用管理、药品质量信息查询、药品不良反应反馈及药品政策法律法规查询,为依法监管提供依据。

(3)重视需求的响应,发展信息技术,实现药品物流以及供应链的信息化、智能化和数字化,实现多渠道信息反馈。

随着医院宏观调控和支付机制的有机结合,新型医药供应链层级大幅压缩,各主体力量更趋于均衡,利益分配更为合理,协作性增强,运作效率得到极大提高,供应链总体运作成本大大降低。

8.2.2 药品采购策略

1)价值导向

药品采购是医院采购的一部分,一般采用药物经济学评价法,药品采购主要由包含药剂师、医生、职能部门组成的药品采购团队完成,药剂师具有药物经济专业知识,参与特定药品采购的谈判、合同管理和成本控制,保障药物安全有效。药品采购须遵循安全、有效和经济性原则,体现药品的价值。

(1)安全性原则。建立医院药品评价与选择的量化评价体系,评价内容主要是评价药品的安全性,包括不良反应分类,不符合标准的将予以退出。

(2)有效性原则。通过规范要求对药物进行有效性评价,提供医院价值评估的反馈机制,可以根据情况的动态变化调整阈值,增加评估的公平性和透明度。

(3)经济性原则。评估应基于客观证据,包括临床、患者、创新和社会效益等维度,借助定量和标准化的评估工具,进行量化评估。包括每日一次与多次摄入、制剂不耐受、口服药物的味道等因素都可能影响成本效益分值。

我国卫生技术评价和药品目录管理起步较晚,发展时间较短,评估药品的信息资源或专门知识还比较稀缺,在准入决策和调整机制上仍然存在很多方法论和实践上的挑战,难以适应发展的需求。为了创建和有效使用数据,需要将患者、医疗从业者和药品企业作为多个利益相关者链接起来,决策者使用数据仪表板显示各种疗法的相对风险和收益,将资源用于增加有效疗法的使用,并降低总体成本。

为完善的政策法规体系,保障药品质量和创新,政策制订者用成本效果等分析作为降低成本和改善患者结果的关键工具。临床评估报告(Clinical Evaluation Report,CER),通过监测某一问题产生和综合证据,比较获益与风险,CER 的目的是帮助患者、临床医生、支付方(医保部门)和政策制订者选择合适的诊疗措施。由于药物活性成分、剂量、制造工艺等变量可能会改变产品的功效和安全性,对预期的成本节约和健康产生影响,多标准决策分析(Multiple-Criteria Decision Analysis,MCDA)作为一种基于证据的卫生技术评估方法正在应用于药品定价、医保和药品采购等决策活动中,为建立基于价值的卫生技术评估程序提供实践参考。

2)集中采购

我国正从全民医保,逐步向高水平保障过渡。如何提高药品采购的公平性和可及性,是社会各界关注的焦点,也是医疗卫生体制改革的核心目标。全民医保具有强大的议价能力,集中采购将成为常态化机制,充分体现"国家组织、联盟招采、平台操作"的总体思路,实现量价联动,招采一体,以量取价的采购方式。2018 年年底,上海阳光医药采购网正式发布《4+7 城市药品集中采购文件》,标志着我国药品集中采购进入新的阶段。

3)鼓励创新

创新药能够延长患者生存时间、改善生活质量,降低疾病的死亡率,提高治愈的可能性,具有巨大的临床价值。与传统的疗法相比,许多创新性药物体现出了更好的经济性,患者临床获益明显。创新药可以显著降低其他医疗支出,减轻患者及社会的经济负担,但我国医药制造业的研发支出占总销售收入的比重仍显不足。

新版《药品注册管理办法》正式出台,为创新药的加速审批打开了新的路径,在医保基金可持续运行的前提下,通过加快新药准入应用到临床实践,使更多患者尽快受益。

8.2.3　药品使用管理

1)医院药品目录管理

目录管理是医保基金控制的重要措施,动态调整药品目录对我国药品供应保障体系建设有着深远的影响。在可承担支付的前提下,加快上市创新药物的评审和审批,组织药品价格谈判,动态调整优化医保清单,将具有较高临床价值和经济价值的药物纳入医保支付范围,确保创新药物的可及性成为目录管理的重要步骤。

2)医院药品使用监督

确保顾客用药安全是永恒的主题。据世界卫生组织(World Health Organization, WHO)统计,全球1/7老年患者因不合理用药导致死亡,儿童、孕妇、哺乳期妇女、老年人及肝肾功能异常的用药安全已成为世界各国高度关注的健康问题。如果不加强药品管理,不仅会浪费医疗资源,还容易导致药物滥用,严重影响患者的生命健康。国家药监部门采取许多风险控制措施,出台多条药物警戒相关法规,建立健全药品不良反应监测体系,及时报告药品不良反应,加强不良反应监测数据的分析评价。医院从药品的安全性、有效性、种类、规格及用法用量等方面进行分类控制和管理,录入药品信息系统。通过健康教育,增强患者用药知识,提高患者用药安全意识,如提示服药前详细核对药品说明书,有效避免药物滥用和误用,还可促使患者根据病情合理用药,不仅减轻医护人员的工作量,而且药品安全和药品品质得到显著提高。

加强重点监测药品管理。DRG支付将成为我国医保支付的必然发展方向,制订医疗费用支付改革来控制医疗费用不合理增长已成为趋势,发布DRG技术标准,应用于医保支付、成本管理、绩效管理、病历管理和医疗质量评价等方面。药剂师通过参与DRG疾病组或临床路径的药物管理,可以显著降低患者的医疗成本,包括减少住院天数、每日住院费用等。医院还根据各科室及医生的用药情况,制订重点监测药品的相关规定,检测不合理用药情况。

8.3　医疗设备采购

8.3.1　行业发展

医疗设备是指单独或者组合使用于人体的仪器、设备、器具或者其他物资,也包括所配套应用的软件,用于预防、诊断、治疗、监测或缓解疾病,在协助患者改善生活质量中起着至关重要的作用。它的范围从小型和简单的设备如血压计,到大型和复杂的设备如 MRI。先进的设备可以诊断和治疗一些早期无法发现和/或治疗的疾病,医疗设备不但能提供诊断结果等文本信息数据,还有脑电信号、心电信号等波形信息数据,以及 CT、MRI 等仪器产生的图像信息数据。这些设备帮助医护人员诊断和治疗患者,为医学诊断和治疗提供了广泛的、可靠的数据,通过对这些数据进一步深入分析,可以得到人体的真实体征,在医疗过程中具有重要的参考价值。

先进的大型医疗设备不仅代表着现代科技水平,也是提高医院科研教学质量的必要条件之一。医院规模不断扩大,专业体检中心、医学影像中心、病理诊断中心和血液透析中心的建设,设备采购数量和金额也在逐年增加。随着大健康理念的融入,国家出台了一系列配套产业政策,从多个方面引导促进分子影像、生物信息等技术的应用与发展,国产医疗设备取得了长足的进步,技术水平和市场占有率不断提高,医疗设备产业向中高端发展,为疾病诊断和治疗提供了更优的方法。

医疗设备创新是从材料、结构、功能和工艺等科技领域入手,把先进的材料、传感器、控制技术、医学影像技术和大数据等应用到医疗设备领域,产生医疗设备的设计、制造及其应用等方面的技术创新和应用创新,创新的主要目的是提高医疗设备的性能、质量、安全性、效率和用户体验。机器人手术就是一个典型例子。近年来,外科手术本身虽然没有发生急剧的变化,但外科发展越来越依赖于配备先进的精密医疗设备,在机器人手术出现之前,医生们已经在外科手术中使用各种类型的内窥镜和钳子进行胸部和腹部手术,这促进了机器人手术的迅速普及。医疗设备制造商不断地跟踪市场和技术变化,与医疗领域专家团队和临床医生密切合作,提高医疗设备的质量和效果,推动医疗设备创新。

创新的医疗设备可以帮助医生更简单、更准确地诊断和治疗疾病,改善病人治疗效果和生活质量,降低医疗设备使用成本和手术风险,减少医疗事故和医疗纠纷。但医疗设备创新时间周期长,投入大,风险高。美国食品药品监督管理局(Food and Drug Administration,FDA)医疗器械的注册审批流程和时间如图 8-1 所示。

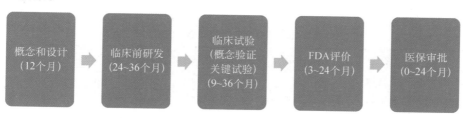

图 8-1　美国 FDA 医疗器械监管审批流程

医疗设备创新过程一般包括以下5个步骤:

(1)市场研究与需求调查。医疗设备创新的第一步是深入了解市场和用户需求。制造商需要分析目标市场的规模、增长趋势、竞争情况等,并与医疗机构和医生等用户沟通,了解他们对设备功能、性能、价格和便携性等方面的要求和建议。

(2)设备设计与研发。在确定市场需求后,制造商需要开始设备的设计和研发工作。这个阶段需要由医疗器械工程师、软件开发人员和临床医生等人员组成的专业团队合作,设计设备的外观、内部结构、功能和软件等内容,并进行对样机的测试和验证,以确保设计符合用户需求。

(3)生产和制造。当设备的设计完成后,制造商需要开始批量生产和制造。在此期间,需要考虑生产成本、质量检验、供应链管理等相关因素。

(4)监管审批。在医疗设备创新的过程中,需要通过严格的监管审批才能将设备引入市场。制造商需要按照当地政府的要求申请批准,并提交临床试验数据、技术说明书、技术文件等以证明设备的安全性、有效性和适用性。

(5)市场推广与销售。一旦设备得到监管部门的批准,制造商需要开始市场推广和销售。市场推广包括广告宣传、展览、学术会议和研讨会等各种推广活动。

医疗设备创新过程是复杂的过程,需要制造商根据实际需要作出相应的调整,以满足市场的需求。同时,也需要关注安全性、可靠性和成本等方面的问题。

8.3.2 采购策略

1)价值评估原则

医疗设备价值评估指采购人员充分利用医疗技术文献,应用HTA、总价值等方法制订采购策略,提供相关医疗设备的调研分析报告,指导医疗设备采购决策。价值原则在新技术引进、成本控制、医疗质量提升和医疗安全等方面有较大的作用,如一些地方政府要求医院在采购前收集业务需求,结合未来学科的发展,做好调查研究。在此过程中,不仅要考虑设备本身,还要比较设备包含的耗材及后期使用维护成本,如设备耗材是否开放、耗材价格、耗材使用量等信息,实践证实这些技术分析和调研对不同时期和不同规模的医院成本控制、提高资源利用率、实现科学管理和决策的作用显著(表8-3)。

表8-3 医疗设备采购核心价值变化

	医生	评估纬度	核心价值	贸易类型	技术特点
第一层次	有得用	效益为主	成本导向	交易型	技术缺乏
第二层次	用得对	效度与信度评估	产品差异化	比较型	适宜技术开发
第三层次	用得好	精准医学	个性化治疗	合作型	技术生命周期管理

采用真实世界证据支持医疗器械的临床应用评价已成为国际医疗器械准入中的主流做法。如果医疗设备制造商想要继续销售,需要证明产品的价值超过传统产品的临床安全性和有效性标准。"为价值而设计"可以帮助控制成本,并准确地交付医院所看重的技术与功能,有些时候医疗设备制造商需要重新思考产品开发过程,并将持续推动价值增值服务的实现。

2) 国产化方向

高端医疗器械市场以进口为主,大部分价格相对昂贵,这也是导致医疗成本居高不下的原因之一。医疗器械产业发展必将成为拉动经济的重要引擎,在新一轮科技革命和产业变革中,医疗设备生产商增加对研发(R&D)活动的投资,以开发新的和先进的医疗设备,以及加快监管机构对这些设备的批准,预计将在未来几年不断推动医疗设备的市场增长。

国家政策支持加强医疗技术和高端医疗器械创新能力,完善质量标准体系和标准的国际化,促进产业转型升级,助力国内医疗器械快速增长。提高产业集中度,增强中高端产品供给能力,加快高性能医疗设备,推进医学影像设备,特别是先进的 PET/CT,PET/MR 成像设备、经济适用型医疗器械的研发及核心零部件、关键技术的开发,提升医疗器械行业的自主研发能力。

8.3.3 采购注意事项

医疗设备采购管理中还存在许多不如意的现象。如目前大部分医院采购仍是粗放式的被动采购,采购方式缺乏系统的战略思维,采购需求准确度不高,缺少调研分析环节,缺乏系统化、个性化的供应商绩效评价和监督,工作效率不高。针对医疗需求复杂的情况,需要引入科学的管理组织,提高时效性。采购人员需要从实际出发充分调研,合理设置参数,结合业务需求,为特定病种和患者配置适合的产品,降低采购成本。在这种情况下,需求的理解与响应成为采购中的难题。

(1) 技术支持。使用者中可能有熟悉产品技术属性的专家,也可能有新手或新员工刚刚起步,还没有获得足够专业知识。对技术细节感兴趣的决策者需要得到深入的技术信息和相应分析的支持;相反,没有产品领域专业知识的决策者应该获得面向功能的配置方案。

(2) 技术规范。根据所需的技术规范购买医疗设备,技术规范应包括技术服务、技术文件等一般要求,以及设备运行所需的培训、保修、维护等其他要求。

(3) 信息透明。医疗设备的参数制订过程是整个采购过程中最困难部分,会耗费大量的人力和时间,信息透明有利于更多人参与,提高需求质量。

随着医疗采购改革步伐的加快,大型医疗设备终将走上集采的道路。实施集中采购的目的是降低分散采购的选择风险和时间成本,各采购主体在一定时期集中需要采购的物资,从而获得规模采购的经济性。医疗设备集中采购的采购主体严格把关,实行设备采购审批制度,进行合格评定和相关认证,分类明确,开展技术评价工作,提高设备利用效率,抑制医疗成本上升。尤其需要注意以下内容:

(1)设备制造商为了推销设备,在与竞争对手竞标时价格很低,但维修、接口、培训等潜在价格很高。

(2)有陷阱的合同,如某些必须与设备配套使用的医疗耗材价格过高。

(3)设备维护困难,常见问题往往需要与售后工程师沟通,但费用高昂。

(4)与符合质量要求程度有关的成本,例如检查、维护和校准等。维护团队需要了解设备的维护和校准频率。

(5)预防性成本,即与预防错误/最大限度地减少故障(如预防性维护等)相关的成本。日常运行检查,远程在线服务监控有助于降低预防成本。

(6)由服务交付前的缺陷引起的成本,例如返工、重新测试和设备停机。

(7)来自服务交付后的故障缺陷成本,如更换、测试结果召回、保修成本。

(8)在核算设备的运行成本时不容忽视能源消耗、经常性消耗成本等。

但不同的医院、不同的部门或不同的应用场所对医疗设备及其配置的要求不同,使得需求汇总、分包、参数制订成为整个采购过程中耗费大量人力和时间成本的环节,会导致医院间反复协调,影响进度。在医疗设备实行集中采购时,由于各品牌型号的特殊性、产品迭代快、技术密集等原因,医院在采购医疗设备之前,如果没有形成标准的操作原则和流程,缺少对医疗设备的实际需求进行调查论证,不能形成对不同医疗器械的特点进行分类总结,则很难完成采购任务。

8.3.4 验收与维护

1)验收培训

医疗设备是医院的核心资产,为确保医疗设备安全有效,需要了解其相关的管理方法。采购验收是交付的重要环节,如果验收人员不严谨,不能根据医疗设备性能参数的要求进行检测,或不能发现可能存在的漏洞,会导致设备性能达不到投标所提供的要求。

操作员错误使用是造成设备故障的主要原因,医疗设备不正确地使用也会大大增加维护问题。为了减少维修或维修后设备发生故障的可能性,所有参与维护和保养设备的人员都必须接受定期培训,以确保设备操作所需的适当技能水平。内部技术人员应成为使用者和供应商之间的纽带,帮助医院开发、监控和管理其设备,以促进设备安全、有效和经济使用及维护过程,并应观察供应商技术人员的服务质量,按照制造商的说明书操作,保持安全可靠状态,并在设备使用寿命到期后妥善处理。

2）设备档案

医疗设备文档是生命周期中的辅助阶段。它提供不同阶段的信息支持。临床工程部门确保对设备的进货检查,包括根据所有适用政策验证附件、手册以及电气安全和操作。应创建设备档案文件,该文件应在设备的整个使用寿命期间处于活动状态,以便对其进行修改。每个设备都由一个称为设备档案编号的唯一编号进行识别和跟踪。设备档案文件应包含以下数据:

（1）设备编号,设备的一般描述。

（2）设备制造商、型号和序列号。

（3）资产部门登记设备的位置。

（4）采购订单号和日期。

（5）设备的购置成本。

（6）供应商的名称、地址和电话号码。

（7）保修内容条款和到期日期。

（8）检查和预防性维护要求。

（9）服务历史档案记录。

3）设备维护

设备的采购不仅仅是一次性活动,医院采购团队常见的错误是只进行采购成本比较,而忽略了生命周期成本比较。医院应落实医疗设备采购绩效考核监督机制,将医疗设备使用管理作为医院管理的重要领域和医院财务管理的重要内容,避免利益驱动的盲目配置竞赛,提高运行效率。一些医院在自行采购医疗设备时没有充分考虑设备的性价比,常发生设备闲置、利用率不足、运维价格过高现象,有必要建立医疗设备配置绩效考核监督机制,提高采购的效果。

医疗设备管理职责不明确,影响设备管理工作效率。在缺乏制度约束的情况下,不能应用医疗器械全生命周期管理,导致医疗设备有人采,没人管。如果在采购时没有明确界定,在后期设备备件的成本往往很高,所以仔细评估售后维护对于控制设备的总拥有成本非常重要。

设备维护应能够确保设备在测试标准规定的范围内保持运行,并在受损或其他故障后将设备恢复到所需的功能水平,减少设备停机、宕机时间。通常,设备维护分为预防性维护（Preventive Maintenance，PM）和纠正性维护（Corrective Maintenance，CM）。PM 的目标是使设备尽可能保持新,而 CM 的目标是在发生故障之前使设备尽可能保持良好状态。设备具有完整的网络和数据通信功能,是实行对设备管理的全生命周期管理的基础。事实上,大多数医院的规划过程倾向于关注当前或短期需求,很少或根本没有考虑未来医疗设备的更换。更换是医疗设备生命周期的最后阶段,如果医疗设备都达到了其使用寿命的临界点,停机时间增加,安全问题、不良事件常会产生,运营成本不断增加。

8.4　医疗耗材采购

8.4.1　医疗耗材行业发展

医疗耗材也称为医用耗材,即临床诊断、护理、科研检测等过程中使用的医用卫生材料,包括一次性卫生材料、人体植入材料和经过消毒后可重复使用的医疗器械,其品种型号繁多,应用广泛,是医院等终端医疗机构开展日常医疗、护理工作的重要材料。

临床普遍使用的一次性医用耗材,其设计特点是无法重复使用。一次性耗材有助于提高检查治疗的安全性,防止医患以及患者间因共用医疗器械导致疾病的传播。根据价值和性能的不同,可分为高值耗材和低值易耗品。根据用途不同,高值耗材可分为多个子类,如骨科植入物、血管介入、神经外科、眼科、口腔科、血液净化、非血管介入、电生理和心脏起搏器等;低值易耗品包括输液皮条、纱布、棉签和真空采血管等。

1)市场规模将持续性增长

随着人类对健康需求的不断增加,医疗耗材品类品种快速发展。受经济快速增长、人口老龄化加剧、生活方式转变的影响,全国医疗保险覆盖面持续扩大,一次性医疗器械行业未来市场规模巨大。经济的发展和人们生活水平的进步,公共卫生投资持续加大,城镇化的深入和社会老龄化程度的提高,一次性医疗耗材的市场规模逐年增长。据统计,2019 年,我国一次性医疗耗材市场规模达 2 102 亿元,具体数据如图 8-2 所示。

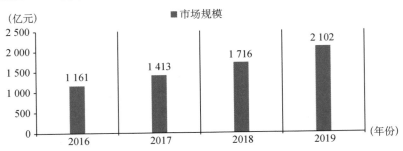

图 8-2　一次性医疗耗材市场规模统计

2）进口耗材多

我国一次性医疗耗材用量很大,技术含量高、附加值大的高端一次性耗材主要被进口产品垄断。我国大多数中小制造商生产的大部分为普通型产品,制造商的产品水平接近,产品同质化现象严重。只有少数大中型制造商具有完整产业链生产研发能力,以及研制出专利产品。行业整体研发水平较低,缺少核心技术,而单纯依靠仿制和外购器械零件组装,产品的技术含量和附加值较低。

3）行业集中进程加快

随着科学技术的进步,尤其是生物学、临床医学、材料学的不断发展,一次性医疗耗材的产品质量与性能实现新的突破,刺激新的消费需求的出现,市场容量不断扩大。医疗需求的提高以及市场竞争的加剧,一次性医疗耗材市场必将经历优胜劣汰的过程,市场将逐渐集中在具有核心竞争力的制造商手中。具有技术、资金优势的一次性医疗耗材生产企业应该加大研发投入、引进专业技术人才、借鉴国外的技术优势和管理模式,逐步向高端市场迈进。

8.4.2 政策趋向

我国医疗费用增长结构不合理,医疗物资成本明显偏高,百元医疗收入消耗的耗材成本指数直接反映了卫生耗材的使用情况,高值耗材成为医疗保险的一大负担。2015 年,国家卫计委、国家发改委等五部委和发改委印发了《关于控制公立医院医疗费用不合理增长的若干意见》,国家加大对医疗费用的控制力度,目标是将公立医院卫生耗材消费成本在 100 元医疗收入(不含药品)中的占比(耗占比)降至 20 元以下,综合改革后耗材消费比重明显降低。

耗材零加成机制。在取消耗材加成的背景下,我国公立医院收入大幅增加的现象不复存在。加强耗材内部成本控制,降低医疗成本已成为公立医院的主要管理目标。2019 年,国家药监局印发了《医院医用耗材管理办法(试行)》,医院按品类探索集中采购,鼓励医院联合数量采购谈判,积极探索跨省联合采购,推进耗材选用、采购、验收和储存等全生命周期管理。因此,各地逐渐扩大耗材招标范围,特别是对于冠状动脉支架和起搏器等高价值耗材,价格大幅下降。预计后续高值医用耗材集中采购将常态化,包括人工髋关节、除颤器、封堵器、骨科物资和吻合器,大规模集中采购将极有可能带动医疗耗材行业集中化程度不断提高。

8.4.3 耗材采购方法

医保部门从耗材零加成和探索带量采购等方面进行耗材改革,从而建立医用耗材降低虚高价格、减少过度使用的格局。同时,实行带量采购还可以降低耗材营销成本,简化流通环节,从而让生产商有更多的精力从事科技创新。医院为降低医疗服务成本而进行的改革,使得医院对价格的敏感度越来越高,而且市场条件变得更加动态,采购实践变得更加复杂,品类采购人员需要认识并确定该品类耗材采购环境所发生的变化,密切监测一次性医疗耗材的采购量和结构变化,找到适合一次性医疗耗材品类采购的最佳实践。

在世界范围内,越来越多的国家在《药物经济学评价指南》中要求同时提供平均成本效果比和增量成本效果比数据。耗材增量成本是指新增一个耗材所增加的总成本,包括耗材本身的单价、物流、消毒及储存等费用。而效益则指该耗材所能带来的收益或贡献,如提高医疗效果、提高病人满意度、减少操作成本等。对于某一治疗方案本身,其获得的健康改善通常满足边际收益递减规律,即增加单位成本所获得单位健康改善是逐渐减小的,增量成本效果比对决策的制订更有意义。

耗材增量成本效益比:$ICER = (C_2 - C_1)/(E_2 - E_1) = \Delta C/\Delta E$ 是衡量耗材采购决策的一种方法,它可以帮助机构评估每个新增耗材采购所带来的成本和效益。医疗机构管理人员在制订耗材采购方案和决策审核过程中,常常对于单个耗材的增加对整体成本和效益的影响,以及对整个医疗机构业务运营的影响进行综合评估。

增量成本效益比是将新增耗材所产生的总拥有成本作为比较标准,用收益或效益数量来评估新增耗材的经济效果。如果耗材增量成本效益比大于1,也就是说,该耗材的增加所产生的效益高于成本,那么就可以考虑采购该耗材;反之,如果这个比值小于1,则表明增加耗材的成本大于所带来的效益,应当综合考虑该耗材的采购决策。需要注意的是,耗材增量成本效益比仅适用于单个耗材的采购决策,对于多个耗材之间的选择却起不到太大的作用。所以在实际采购中,还需要结合医疗机构的实际情况和需求,从多个角度综合分析、比较和评估,才能制订出合理的耗材采购决策。

1) 集中采购

医疗耗材集中采购是指以医疗机构为主体,将多个机构在同一时期的同类商品、服务或工程需求单独或同时委托给一家或多家供应商进行集中采购。医疗耗材集中采购的目的是优化资源整合、降低采购成本、提高服务质量和加强管控能力,这是一个长期的优化过程。通过对耗材的数量、品种、规格等进行统一调配,达到集中采购、统一管理的效果。医疗耗材集中采购利用规模采购,在一定程控制采购成本。同时,通过集中采购,还能够促使更多医疗耗材生产和服务企业提高自身产品和服务质量。

医疗耗材集中采购往往需要由政府部门或医院间组织和协调,通过市场行为实现医疗资源的整合和利用,以实现优化医疗资源配置的目标。在集中采购的过程中,应当注重对供应商库存情况、物流服务、售后服务能力等方面的考虑,对耗材信息进行严格审核,保证采购安全有效。

2)耗材捆绑采购

设备耗材捆绑是指在医疗设备的销售和售后过程服务中,对于设备使用所需的相关耗材进行捆绑销售,以提高销售额和售后服务质量。捆绑销售通常是供应商的一种销售策略,可在购买设备时以较低的价格获得耗材。设备耗材捆绑采购的优点如下:

（1）降低采购成本。捆绑销售可减少采购成本,因为耗材通常可以以较低的价值捆绑纳入设备采购包件中。

（2）提供综合服务。设备耗材捆绑可以将耗材和设备保修、培训等服务整合在一起,提供更全面的服务。

（3）增加总价值。捆绑采购可以增加总价值比较,因为人们往往更愿意购买操作简单、成本低廉的套装。

但是,设备耗材捆绑也存在一些不利方面,如:医院可能被强制购买不需要的耗材而不得不支付额外费用,也可能会购买大量不必要的耗材,导致浪费现象的发生;同时,因为设备厂商可能试图限制竞争,造成限制其他耗材供应商的平等竞争机会,所以应仔细比较不同供应商提供产品或服务的总价值和总成本,作出正确的选择。

8.4.4 使用管理

越来越多的医用耗材陆续出现,极大地提高了医疗效果,但也让医疗耗材的管理变得更加困难。另外,与其他物资相比,医用耗材数据多、专业多、种类多,医疗耗材采购很难做到精细化管理。传统的医院耗材配送方式是以临床需求为出发点,供应商收到医院订单,以发货验收作为任务结束。大多数医院的耗材使用情况是以科室申领数作为消耗数,其问题主要表现为以领代耗,由于耗材种类多,科室二级库存呈动态变化状态,用简单的"库存＝领用－消耗"根本不能理清这些数据之间的关系,造成大多数的二级库盘点名存实亡,医院管理层无法实时掌握科室的实际使用情况,对"跑、冒、滴、漏"无法有效统计。

2020 年 7 月,国家食品药品监督管理局召开医疗器械唯一标识制度试点工作推进会,进一步推进各试点单位的 UDI 工作。医疗器械唯一标志 UDI 编码连接生产商、销售商、供应平台,直至医院准入与患者关联。《医疗器械监督管理条例》强调要丰富监管手段,探索高值耗材登记、采购、使用代码对接应用,增加产品唯一标识的追溯、延伸检验等监管措施。随着我国物流自动化、智能化的不断提高,SPD管理(Supply-Processing-Distribution, SPD)的应用将进一步扩大,其应用范围将不再局限于工业加工领域,而是扩展到耗材、试剂管理中。SPD 的主要要求如下:

(1) 人员要求。驻院人员是否佩戴工作证件、是否穿统一工作服、是否言行举止文明、是否技术熟练且流程有序及有无人员考勤管理档案等。

(2) 环境安全。是否环境整洁、是否分区分类管理且标识明确、物资是否摆放整齐、消防设施是否完好、有无用电安全检查档案、有无控烟安全检查档案、有无温度湿度档案、有无虫害检查档案和有无其他异常情况。

(3) 采购配送。产品资证及授权是否合规、齐全、有效,有无产品资证动态监控、预警、更新的系统或档案,有无质量保证体系和制度;智能柜产品有无漏贴RFID 标签,是否严格执行"先产先出、先进先出",有无产品效期跟踪管理、提醒的系统或档案,有无近效期产品。

(4) 及时补货。是否跟踪每种耗材的使用情况、到期和消耗,以便有效地管理库存和利用率。当耗尽时,可以发送警报进行补货。

(5) 质量反馈。有无服务质量问题、处理方案及处理时效,有无服务质量报告。有无收集临床及医院满意度反馈,是否对反馈情况进行分析、汇总。

8.5　体外诊断试剂采购

8.5.1　政策趋向

体外诊断(In Vitro Diagnosis,IVD)是用于收集、制备和测试人体样本以及诊断人体疾病或其他状况的试剂、仪器和系统,包括为疾病及其并发症的治疗、缓解和预防提供信息。IVD 是在体外通过对人体体液、细胞和组织等样本进行检测而获取临床诊断信息,进而判断疾病或机体功能的诊断方法,是临床诊断信息的重要来源。IVD 主要用于收集、准备和检查从患者体内收集的样本,用于诊断疾病或病症,包括对健康状况的分析,以减轻、治疗、治愈或预防疾病。随着慢性病患病率的增加以及对疟疾、艾滋病毒/艾滋病、糖尿病和癌症等疾病的精确高效检测试剂盒的需求,极大推动了对 IVD 的需求。IVD 能够为医生选用治疗方案及用药提供重要参考指标,成为保证人们健康医疗体系中不可或缺的一环。

"有病早治、无病预防"的健康理念逐渐深入人心,我国各地医疗卫生机构都相继推出"以健康为中心"的体检服务来满足人们的需求。这些健康体检机构主要为健康人群提供体检服务,成为健康管理的重要组成部分。伴随着医疗水平的不断提升和发展,我国的医学检验也迎来了一个快速发展期,医学检验也在临床诊断和治疗中发挥着越来越重要的作用。现今临床医学检验工作已经渗透临床医疗的每一个环节,为临床疾病诊断治疗提供最直接的科学依据。

体外诊断按检测原理或检测方法主要有生化诊断、免疫诊断、分子诊断、微生物诊断、临检类诊断和病理诊断等。随着分子诊断技术的不断提升,在精确度、灵敏度、操作便捷度和应用场景等方面都有所突破,根据患者的特点制订个体化的诊疗方案,实现精准医疗。因此,随着精准医疗需求的增加,分子诊断行业也将实现快速发展。体外诊断行业具有多样性、复杂性、专业跨度大、快速发展和更新换代快的特点,产品种类繁多,监管难度较大。

1) 精准医学

体外诊断正在成为精准医学的新趋势。目前,精准医学的主要进展集中在癌症治疗领域。随着人类对疾病认识的深入,精准医疗的必要性和紧迫性受到各国医学界和医院的广泛关注。分子分析将在未来实现更精确的诊断,并彻底改变以前定义多种疾病的方式。它还将提供有关患者对治疗的反应以及预后如何的宝贵信息。二代测序(Next Generation Sequencing, NGS)是分子诊断领域的另一个增长趋势。在不久的将来,许多实验室考虑将 NGS 用于常规诊断。甚至在患者开始出现疾病症状之前,对样本遗传信息的分析将有助于提前诊断疾病。其应用将贯穿疾病治疗的全过程,如辅助诊断、治疗方案选择、疗效评价及诊断治疗等。

2) POCT 检测

在未来,各种数字技术将改善即时检测能力,就像其他便携式诊断设备一样,能够不受位置的限制,为患者提供组织、液体和其他样本的检测,各种血糖仪、尿液试纸、妊娠试验都属于 POCT 的范畴,但其范围将在未来显著扩大。开发更敏感、快速便捷的疾病诊疗方式,如更好的 POCT 解决方案,从质控、成本、通量和互联等几个方面持续地改进 POCT 技术。对于传染性疾病,则需提高 POCT 的敏感性和便利性,一方面避免错过阳性患者,另一方面探索开展家庭自测的可能。

3) 自动化

自动化被证明是该细分市场的最大增长动力。从简单测试菜单的手动动手过程到以仪器为中心的大批量设置,自动化已成为满足对高生产率和降低成本日益增长的需求所不可或缺的。大多数最新的系统都配备了具有 HIS/LIS 连接的试剂和样品条形码阅读器,将系统集成到 HIS/LIS 接口可显著减少分析错误。自动化与基于云的技术相结合,正在简化实验室日常操作、排除故障和更好地管理患者信息。

4) 国产化

近年来,随着科学技术的飞速发展,以及人们对生活质量和医疗服务的日益重视,体外诊断试剂市场增长迅速。虽然我国体外诊断试剂行业起步较晚,但基于市场需求的不断扩大,发展迅速。在我国体外诊断行业的细分市场中,免疫诊断、生化诊断和分子诊断是目前最主要的三大领域。受益于体外诊断技术的发展,特别是分子生物学技术在临床检测领域的应用,带来了新一轮医学革命,分子诊断不仅在传统疾病的筛查诊断和移植匹配检测中发挥重要作用,而且个性化分子诊断已成为临床诊断领域的研究热点,并逐渐成为疾病诊断与治疗的发展方向。

8.5.2 试剂使用现状

人口老龄化和生活方式的改变导致癌症、糖尿病和心脏病等疾病的增加,进而导致对诊断服务的需求增长,这增加了对专业医疗的需求。随着医疗服务转向个性化和数字化,诊断使个人能够以更高的准确性、特异性和速度接收重要信息。这种做法将预防置于治疗和治愈之前,以增加获得积极结果的机会,帮助改善患者的生活并进一步节省治疗成本。通过严格的质量控制方法进行统一和标准化的数据收集,便于医生进行简单的集中审查,减少错误,并满足监管机构的期望和批准。

随着大健康发展规划布局和患者多层次需求的增加,以患者为中心的治疗模式推动了临床检验与疾病"三早"防治的有效协作和衔接。临床检验通过整合应用现代遗传技术、分子影像技术、生物信息技术,在疾病防治的每个阶段,包括预防、诊断、治疗监测和预后提供各种检测指标,在肿瘤标志物、生殖健康、儿童医学、神经系统疾病与临床免疫及感染性疾病等领域,对疾病的精准诊断、分类、药物应用、疗效评估和预后预测,实现精准的疾病分类和诊断,辅助制订疾病的个性化防治方案。医保政策从项目付费过渡到基于价值的医疗在持续改善临床结果,推动了临床检验市场的增长。全球临床检验市场增长迅猛,年复合年增长率达6.5%。在所有检测试剂里面,免疫诊断的市场销售额占比位列第一,化学发光试剂又是免疫诊断的重心,国内化学发光市场规模接近 300 亿元,约占免疫诊断总市场的 70%。

8.5.3 采购方法

1) 分层配置

检验管理政策和疾病治疗指南要保持一致,以便为患者提供适当的检测服务。综合检测网络可根据区域范围和能力提供适当的检测服务,从而最大限度地发挥有限资源的影响力。在这个过程中,分层和综合检测网络可以通过评估区域疾病结构、供应链基础设施和功能、检验服务及基础设施和人员,实现疾病诊断和临床检测的可及性和公平性。实现设备的技术特性需与医院疾病的病种组成相匹配,检测能力需与疾病的预防、筛查、诊治和预后相匹配。

2）统一采购

带量采购使医疗器械进入一票制的时代,医院也应该重新测算成本占比。集中采购已经在药品、器械采购上取得了一些成果,试剂集中采购也在尝试中,带量采购会降低价格而重塑市场格局。

3）价值采购

尽管衡量医疗服务价值的问题一直存在争议,但总体上人们普遍认可花费单位资金来获得健康结果的算法。从经济角度来看,评估体外诊断价值的框架又可以分成性能比较法和效率比较法。

性能被要求提供最高的准确性,指的是结果的可靠性和可重复性,以及所用最低的周转时间。虽然在诊断行业中可以比较 IVD 检测设备的性能,但效率因素是主要的差异化因素,并决定了检测的医疗价值。在这个过程中,成本比较反映了给定过程的资源使用情况,虽然对成本往往难以评估,但重要的是要尽可能地量化它,并估计测试的当前价值与其相对于整体医疗服务支出（Health Care Expenditures，HCE)的影响。也可以通过成本核算方法计算检验项目收入、成本、收费成本差、收费成本比等数据进行对比分析,提高医院试剂管理水平和能力。

8.5.4 管理前沿

1）自建实验室管理

转化医学和个体化医学成为现代医学发展的新动力,实验室新技术的涌现,以及将这些新技术、新科技与临床疾病的诊断相结合,让患者可以得到个性化的、可预测的、可预防的以及可参与的一体化医疗服务。自建检测法（Laboratory Developed Test，LDT)以分子和蛋白组学技术为基础,为"从实验室到床旁的快速转化"提供可能。对临床意义明确、特异性和敏感性较好、价格效益合理的临床检验项目,医院应当及时论证,以满足临床需要。在引入新的临床检验项目过程中,要合理设置审核程序,优化流程,提高效率,便于符合临床需求的检验项目得到及时应用。

2）医院检验外包管理

随着以生物信息学等新兴学科为代表的基础医学技术的飞速发展,新型检验技术种类日益增加,NGS、定量 PCR 仪、生物芯片、色谱-质谱分析及流式细胞术等技术出现在许多临床诊疗指南中。这些检验技术通过应用测序仪、流式细胞仪、质谱仪等先进检验仪器和分析软件,开展高通量测序、单核苷酸多态性分析、基因芯片检测、蛋白水平分析和小分子代谢物检测,获取患者的基因组、蛋白质组和代谢组学等个体化信息,运用生物信息学技术进行比对分析,对患者病情作出精准诊断。个性化治疗亟须这些先进的检验技术,在无创产前检测(NIPT)、遗传性癌症筛查、心血管疾病易感性检测和罕见病诊治方面得到应用,可以帮助医生根据所提供患者的遗传和代谢特征来选择个性化治疗方案。

新型检验技术一方面提供了大量更为精准治疗的参考依据,另一方面也对医院的检验能力提出了更高要求。开展检测新技术所需的仪器设备不断增加,一些医院受制于人力资源、设备设施和技术能力等要求,无法为患者开展这些前沿的检验检查项目;另外,医院的检验科也并非"万事通",面对非检验科的优势项目,其效率会降低,而且对于一些特定的检测项目,还受制于规模经济和学习曲线,导致检测效率的下降。尤其对于一些较小规模的医院来说,获得更高级的检测技能非常困难,无论是从资源投入和成本控制,还是交付质量和研发创新来说,让其自身提供广泛的服务是不现实的。

为满足这些临床检测需求,改善患者诊疗水平,医院可以通过将这些检测项目外包给专业的第三方医学检验实验室来完成。第三方医学检验实验室应当是具备执业许可证的检测机构,可开展临床血液与体液、化学、免疫、微生物、细胞分子遗传学检验和病理检查等项目检测,并出具可靠的检验结果,利用其自身设备设施和技术资源,补充医疗资源不足,解决患者的多层次医疗需求。

第三方医学检验实验室具备专业的和具创新性的诊断、监测和治疗决策技术,不断探索和满足罕见病、疑难病例的医学检验需求,利用其专业化技术和规模化运营,促使检测成本大大低于单体医院自行检测所需的成本,具有明显的优势,并且可以提高检测内容的灵活性,缩短检测结构的时间周期,促进新技术的推广与应用,提高诊治质量。第三方医学检验实验室符合行业发展规律,而且可以增加经验积累、知识沉淀、技术创新和应用社会效益,让更多的患者能享受到技术进步和知识经验积累带来的收益。医院要想降低成本,除了加强对核心医疗业务的管理外,还需在非核心医疗业务环节缩减开支。聚焦核心竞争力,势必要外包非核心、不擅长的业务。从医院早期的餐饮、安保逐渐拓展到部分医疗业务,导致医疗业务的分化。检验外包正是医院业务分化的一部分,传统供应链的信息化和规范化能力提升,将极大丰富医疗供应链管理的内容和方法。

医院将项目采取外包的方式,大部分是因为医院尚未开展相关的检测服务,还有一部分是因为检验人数未形成相应的规模,所以存在资源投入利用率低的问题,不符合集约化趋势,难以在医院检验科按常规开展。因此,从医院运营的角度看,将高运营成本、低效的检测项目通过委托外包的方式对医院的发展是有利的。

与之相对的是,按委托计件制付费比购买昂贵的设备风险小得多,在经济上也更可行。

医院检验外包须确保第三方实验室符合安全、质量和性能标准,对样本的处理能力和测试经验至关重要,所以在选择外包第三方检验实验室时,必须对第三方检验实验室进行整体评估。为此,医院应检查潜在的第三方检验实验室,需要有对实验室运营的特定标准或法规的专业知识,并有相应的基础设施和设备,制订正确的标准操作程序,完成适当的文档记录,以及其与检验工作人员的合作情况。需要的质量保证主要包括:在人员配备方面,具备训练有素的实验室人员;在实验室仪器配置方面,满足检测项目的需求并提供准确的结果;在设备维护方面,为保持实验室设备和仪器正常工作,应具备仪器维修、保养和预防性维护和校准服务;在实验室监测方面,涉及维护实验室的仪器、样品和实验室环境,并可以跟踪仪器的使用。

8.6　服务外包管理

8.6.1　服务外包发展

1) 医院外包范围

医院发现同时降低成本和提高质量的目标难以实现。需要专注于提供更高效、更低成本、更优质的专业临床诊疗服务,故将除其核心业务——临床主要诊疗服务外的其他服务外包给专业机构。外包是指医院将任务或服务分发给医院之外的供应商完成,以便医院专注于其核心业务。由于近几十年来的外包浪潮,服务外包已成为医院战略和运营的一个组成部分。

广义的外包,尤其是业务流程外包(Business Process Outsourcing,BPO),是高效战略的重要组成部分。从名称可以看出,BPO 的重点是服务。更常见的外包服务包括信息技术(虽然品类名称是 IT)、应付账款、患者支持、法律服务、设计和工程服务、研发和数据分析、物流、安全、设施管理、金融服务及采购。外包的主要目的非常明确:通过降低劳动力成本来降低总拥有成本,扩大流程能力,使劳动力更专业,使支出更直观,引进新技术,雇用短期劳动力,在不增加人员的情况下能够满足不同的需求。

2) 医院外包目的

随着医院医疗水平的整体发展,辅助医疗运营和发展的后勤服务内容与以往有很大不同,工作内容更加复杂和专业,工作量也明显增加。为适应医院的不断发展和后勤保障的要求,以及减轻医院管理负担和成本,大多数医院将保洁、电梯、空调维修等后勤服务委托给相应的外包机构。在个体医院实施方面,医院后勤服务外包的强度和范围不尽相同,有的成立医院后勤服务集团,有的单独外包部分后勤服务,有的医院将所有后勤服务整体外包。除了节省成本外,医院还可以采用外包策略来更好地使自身专注核心业务。外包非核心活动可以提高效率和生产力,因为另一个实体比医院本身能更好地执行这些较小的任务。这种策略还可能提高行业内的竞争力,并降低整体运营成本。

除了外包所希望的成本节约之外,移交某些任务还有其他原因,主要表现如下。

(1) 提高效率。医院可以专注于其核心竞争力并更有效地工作。

(2) 最佳可扩展性。外包增加了劳动力的可用性。因此,即使在季节性或服务需求运营产能波动的情况下,也可以实现服务能力并保证质量。

(3) 更快的响应。为加快对需求的响应,医院可以将这些任务传递给专业的第三方。

(4) 质量改进。外包往往会带来质量改进。

(5) 节省成本。外部医院在其服务方面具有高度的专业化程度,它们可以更具成本效益地工作,因此能提供折扣价。

(6) 提高技术诀窍。医院员工往往缺乏外包业务所需的专业知识和实施技能,外包是雇用熟练人员的替代方案。

(7) 医院使用外包来削减劳动力成本和业务费用,同时也使其能够专注于业务的核心方面。

当然,任何事物都有两面性,外包也一样,难免存在一些弊端,其优缺点如表8-4所示。

表8-4 医疗外包的优缺点

优势	弊端
医院可以专注于其核心竞争力	让自己依赖于相应的服务提供商。例如,如果服务提供商陷入经济困难,这可能意味着医院也将产生相应的成本
外部服务通常比在自己的医院雇用专业员工更具成本效益	长时期将某业务外包出去,将使医院自己的员工丧失这方面的业务能力
有些医院需要大量时间来熟悉新的业务领域,外包可以节省时间	外部服务提供商可能会深入了解敏感的医院数据
使用外包策略通常会带来质量优势,这些优势是由于外部服务提供商的高度专业化	昂贵的重新集成:如果医院已将某些任务外包,则以后要重新集成到医院可能会非常耗时,实施费用高昂,需要增加合适的工作人员

8.6.2 医院服务外包方法

1）医院外包程序

公立医院在外包供应商的招标过程中,通常采用低价中标的方式,方便审核。但劣币驱逐良币,可能会招来服务质量差甚至低劣的外包服务商。医院须做好内部风险防范的前期管控工作,在风险发生时将损失降到最低。加强对外包服务商的监管,建立激励奖惩机制。医院应当加强对外包服务提供者中介服务过程的控制,加强对外包服务提供者的监督、管理和考核。逾期不履行的,应当及时解除合同。简而言之,外包项目管理没有单一的正确方法。正如医院彼此不同一样,外包策略也是如此。但是,以下相对较佳的实践方法已在很多情况下得到了实践检验。

（1）分析当前状态。医院分析现有任务、子区域或业务流程的实际状态。通过分析,医院可以进一步确定最佳的行动方案,并估计外包策略的潜力。

（2）准备阶段。与医院的所有利益相关者组织启动会议,以充分沟通外包项目,可以为未来的联合工作奠定基础。沟通应该突出和讨论项目的优势、项目的内容和时间安排以及后续步骤。

（3）选择服务提供商。对潜在的服务提供商进行比较以择优选择。对于选择和与潜在服务提供商的沟通,医院需要提出服务要求和范围声明。在服务需求文档中,医院以文档的形式提出项目概念和基本要求。在范围要求中,医院应注意相应的解决方案和详细要求。在此基础上,服务提供商可以提出或开发新的解决方案。

（4）按流程实施时间表执行。一旦合同签订,就可以开始实施。需注意的是,在合同中应商定具体的实施时间表。作为项目管理的一部分,应定期检查外包服务是否达到了合同约定的进程。

2）服务外包交付监控

医院服务外包可以塑造竞争优势,以及在运营水平上提供服务供给和技术满足发展需要。医院对外包服务进行可行性分析,做好医院自身的运营和外包项目的成本效益比较,明确外包服务的内容和范围,规范外包的流程和监管要求。服务供给方的战略定位、服务模式协调和运营绩效监督,以及其品牌文化能力、组织改革能力和任务交付能力,构成了服务外包承接方与医院服务需求的耦合,两者的互动将促进医院可持续竞争力的形成和发展。医院许多服务外包项目,不是通过一次招标就能妥善解决的,如耗材 SPD 服务、餐饮服务、保安保洁服务,这些服务项目必须与日常监管联系在一起,否则可能会导致资金浪费和不合规问题。更好地控制供应商的支出是成为更具变革性的医院的关键组成部分。当采购部门能够更深入地了解供应商的采购决策时,它就能更好地节省资金并使医院免受损失。

价值医疗拉动价值采购

9.1　价值医疗时代

9.1.1　价值医疗概念

人口的增加、老龄化、新技术和新药的应用以及人类健康需求水平的提高,给许多国家的医保带来严峻的资金压力,对医疗卫生与保障体系维持稳定运行带来挑战。政府希望医疗机构能提供真正有价值的医疗产品与服务,通过使用新技术、降低定价、优化效果评估,提高医疗资源的使用效率,从而增强社会的健康保障、改善民众的健康水平。

医疗技术的创新产生了大量新药、新设备和诊断工具,可改善健康状况、降低风险并延长使用寿命。在医疗物资采购方面,消除浪费是减缓医疗卫生成本增长的最佳办法,而价值医疗是消除浪费的有效策略。医保部门也极其重视"价值",价值的简单定义就是质量(患者结果、安全和服务)除以成本。在医保价值医疗模型中,付费应取决于医疗的质量,而不是所提供服务的数量,医院正在将价值分析纳入采购决策流程,评估产品的性能,择优准入产品。价值医疗首先要进行价值分析,比较众多方案,并为患者提供最大价值的方案,以使采购合理化并促进成本效益核算。价值评估的理论工具正蓬勃发展,循证医学、卫生技术评估、药物经济学等学科都日益受到重视,被广泛地应用到价值研究领域中。

9.1.2　价值医疗拉动价值采购

价值医疗是从循证数据开始,用医疗证据的结果作为衡量标准,目标是提高医疗服务质量和有效利用医疗资源。医保部门设计与应用支付方式改革,激励医院选择更有价值的治疗方案。医保部门重点实施政策治理、医保支付、医院管理与资源分配的协调,通过一手管出、一手管进的费用管理模式,逐步引入 DRG 为核心的预付制度,建立盈余留用和超额分担的激励和风险分担机制,实现支付与监管一体化管理,目的是调整医院成本结构,降低患者的医疗成本。

价值医疗带来以患者为中心的管理方法,当医疗的重点放在患者及其需求的响应上,而不是提供更多服务时,促进患者在享受优质卫生服务的过程中充分感受提高后的服务质量,患者满意度就会上升(图 9-1)。

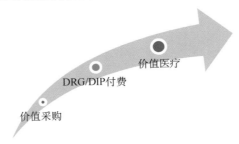

图 9-1　从价值医疗到价值采购

价值也可以成为竞争优势的来源,并在创造满意度和忠诚度方面发挥作用。价值医疗具体表现如下:

(1) 围绕患者状况制订个体化治疗方案。

(2) 采用循证医疗的标准和协议,以便为患者获得医疗诊治最佳方案。

(3) 根据患者的医疗状况或人群群体来组织医疗服务。

(4) 衡量每名患者的结果和成本,使医保支付与价值保持一致。

(5) 通过医保支付模式变革,奖励具有更好治疗结果和运营效率的医院。

(6) 信息系统将推动医院数字化转型,并不断优化价值医疗的实施。

(7) 激励医院改善患者体验。

在价值医疗的拉动下,医院通过整合循证医学知识推动采购的规范化与可持续性价值凸显。在采购占医院支出比重和金额持续增加的趋势下,医院转向结果导向的预算编制方法,实施全面预算和绩效管理,提升医疗服务质量和经济运行效率。不断降低采购成本,以最小的成本去获取最大的社会效益,成为采购人员发挥价值增值最直接的方式(图 9-2)。

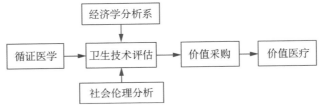

图 9-2　技术评估与价值采购关系

价值医疗要求服务价值应该是高度数据驱动的,医院需要提升收集数据的能力,增加测量和分析功能,衡量和优化结果,以真正推动降低成本,同时改善医疗效果。

在价值医疗体系中,尽管是以患者为中心,但患者可能表现出许多不同的结果,而且这些结果可能会随时间而变化,如果没有关于标准化的效用值数据库,在具有不同经济结构的区域之间进行比较就很难奏效。

9.1.3 价值采购维度

现代医院管理制度要求采购肩负的职能越多,责任越大,既要落实政府采购政策,也要体现价值,还要防止廉政风险。医院采购部门负责与供应市场之间的联系,以确保供应商能够提供必要的和价值最大化的商品和服务。当医院将巨大的支出预算交由采购部门去执行的时候,采购的重要性不言而喻。

传统的唯价格论往往造成选择的供应品成本最低,但总价值受损的局面。由图 9-3 所示的价格冰山显示,价格只是采购效果的一个维度,购买的价格往往只是冰山一角,更大的成本可能来自后期使用的耗材、试剂、维护维修和其他运维成本。

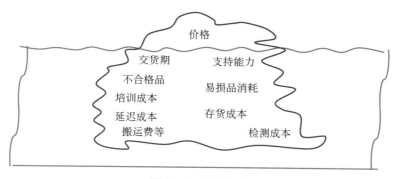

图 9-3 价格冰山

当考虑到所有这些条件时,购买价格最低的产品并不总是被证明是最有价值的,采购的准则也不应是价格越低越好,应在公平公正的基础上的实现价值最大化。在价值最大化的采购中,根据不同品类管理,经常用到 Kraljic 矩阵、卫生技术评估、MCDA、总拥有价值(Total Value of Ownership,TVO)及 TCO 等工具,推动采购决策的优化,提高服务质量,吸引拥有新技术的生产商合作,实行价值增值和效能监控等方式。医院采购的价值目标常涉及以下 9 个方面的内容:

（1）规范流程。制订采购的标准程序，按流程操作。

（2）提高透明度。增加公开公示渠道，保障项目调研、市场分析和招投标的公平竞争。

（3）产品合格。提供的产品经质量检验合格，让医疗质量有保障。

（4）节约资金。以预算和市场价作为参照，降低购置成本。

（5）及时交付。满足交付时间的设定，保障医院日常医疗工作需要。

（6）提高效率。有效地使用资源，以减少患者等待和使用者抱怨。

（7）关注技术。满足患者多层次需求和提升治疗效果。

（8）节能环保。在整个供应链中综合考虑环境等的影响和资源效率，形成绿色供应链。

（9）合作创新。实现资源共享或生态创新，增加合作创新机会。

但显然，大多数采购都不能全部满足这些目标，而且采购目标具有变动性、多样性、复杂性，甚至彼此之间还存在矛盾和冲突，所以不同的价值目标对应的采购策略是不一样的。在设计采购策略时需要对目标进行慎重权衡，既要不断强化核心目标，也要考虑周全，防止漏洞和风险。

9.2 价值采购工具

9.2.1 从 TCO 到 TVO

从降低成本的角度来说，TCO 是一种基本工具，TCO 的概念是指医院从外部供应商处购买商品时产生的所有相关成本，包括产品由采购到后期使用、维护成本等。其中总拥有成本包含了显性成本和隐性成本，显性成本包括采购成本、管理成本、存储成本等，而隐性成本则包含质量成本、缺陷成本、机会成本等内容。TCO 专注于与供应商谈判以降低成本，虽然这可能会导致短期节省，但由于供应链复杂性增加和其他"隐性"成本，也可能导致整体成本增加。医院希望优化成本，从只关注单价的短视行为转变为对于开展供应品所产生的所有成本来源进行评估。

在当今激烈的竞争中，大多数医院不再只以降低成本作为核心战略，而是更加注重价值创造。TVO 是通过提升运作效率和使用者体验，不仅给医院增加收益，同时也提高了质量、交付、合作创新等其他价值（图 9-4）。另外，以药品、医疗设备、耗材和检验试剂为代表的医疗新技术不断迭代，要求采购匹配业务发展需求与方向，突出业务发展的影响力，推动差异化及低成本竞争。

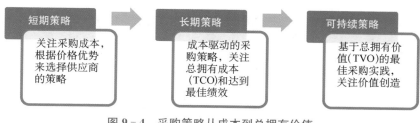

图 9-4　采购策略从成本到总拥有价值

9.2.2　卫生技术评估

医保部门在医保药品目录准入和医用耗材管理的价格谈判及成本监测过程中,引入了经济学方法等相关技术手段。HTA 从安全性、有效性、经济性等多个方面综合分析医疗卫生技术,旨在帮助政策决策者筛选更安全有效、更具有"性价比"的药械及技术,目前 HTA 已广泛应用于医保准入、药品价格谈判等决策中。

以循证医学为基础的 HTA 是一项多学科的评估活动,通常由跨学科团队组成,使用多种方法来构建明确的分析框架,解决的问题包括技术有效性、安全性、合格性和可负担性等问题。HTA 作为基于价值的评估工具,是以系统、透明、公正的多学科研究方式,对卫生技术(包括药品、医疗方案、仪器设备等)的技术性能、临床疗效、安全性、经济性和伦理性方面进行系统评价的多学科活动,将评估结果转化为决策依据,来选择更好的技术以应对不断增长的新技术需求,并控制医疗费用的快速增长。

医院对创新技术的需求与日俱增,医疗新技术可以产生更好的治疗结果,但也会推动医疗支出增加,所以医院既要通过此为患者提供新的治疗技术,也要在经济方面保持可持续性。HTA 可为医院管理者判断和分析所引进新技术的必要性和可行性,帮助医院对各类卫生技术与资源配置作出科学的管理决策。HTA 被认为是遏制支出的有效工具,鼓励使用选择具有成本效益的产品,并降低创新产品的单价。

HTA 通常以价值为导向、尊重创新的决策机制,实现"价值购买"。HTA 为医院决策提供科学的信息和决策,为合理选择卫生技术奠定基础,对卫生技术的开发、应用、推广、购买和淘汰实施政策干预,合理配置卫生资源,提高有限卫生资源的使用质量和效率。创新者、行业、监管机构、医生、患者和医院就可以通过循证医学原则进行沟通,改善患者的治疗结果,增强产品生命周期管理。国外研究如图 9-5 所示,HTA 贯穿技术全生命周期管理。

(1)技术创新阶段。主要评估创新药品和耗材等,认识新产品的创新应用范

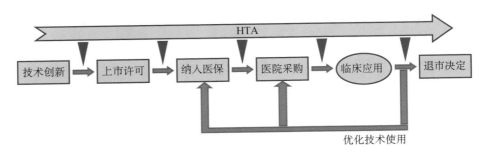

图 9-5　卫生技术评估在产品生命周期的作用表现

围、应用场景、与现有产品在效果和质量方面改进程度等。

（2）上市许可阶段。对产品安全有效性的判断。除依据检验标准外，还应综合考虑产品上市后表现、患者使用意愿及其他因素，使技术判断标准更加规范。

（3）医保纳入阶段。在基本医保目录的更新组织中，强化卫生技术评估对成本和临床结果、科技发展、不同群体公平可及，并由专业机构提供高水平的技术评估报告，辅助医保目录的准入决策。

（4）医院采购阶段。在医院采用卫生技术的过程中，从临床需求分析、环境评估、技术影响和投标需求分析、市场分析和采购决策选择，每个环节都需要得到其他部门的协作和支持，为医院的耗材管理工作提供证据支持，使医院能够基于循证证据作出符合本医院实际情况的医用耗材采购和使用决策，同时满足提供高质量医疗服务。

（5）临床应用阶段。增加上市后临床使用的效果监督，尤其对用于婴幼儿或植入人体等特殊医疗器械，监督方式不仅包括来自生产医院和监管部门的监督，还包括对不良事件的评估分析、产品召回等方式。

9.2.3　MCDA 方法

MCDA 即多目标决策，是指需要同时考虑两个或两个以上目标的决策，然后进行方案排序，最后选择其中最优的备选方案。MCDA 是现代决策科学的一个重要组成部分，用于评估多个标准的甚至是冲突的决策过程。价值评估增加了采购人员对 MCDA 潜力的兴趣，MCDA 主要应用于选择哪些卫生技术（如药物、设备、耗材等）的医疗服务决策场合，它有助于权衡考量可能的价值纬度。MCDA 根据多个不同的标准作出决策，具有显著的优势，可以使决策变得清晰。在比较相互冲突的标准时，如质量和成本，有时会导致混淆和缺乏明确性。MCDA 的具体步骤见表 9-1。

表 9 - 1　MCDA 流程中的步骤

步骤	简要说明
1. 构建决策问题	确定目标、替代方案,以及所可能的产出
2. 指定条件	制订与决策者及其他利益相关者相关的决策标准
3. 衡量替代品的性能	收集有关替代方案在标准上的表现信息
4. 根据标准对备选方案进行评分	将绩效度量值转换为分数,表示每个备选方案在标准上的满足程度
5. 加权标准	确定标准的权重,表示它们对决策者的相对重要性
6. 应用分数和权重对备选方案进行排名	将备选项在标准上的分数乘以权重的总和,得到"总分",通过该值对备选项进行排名
7. 支持决策	使用 MCDA 输出来支持决策,即对替代方案进行排名或选择

9.3　价值采购实践

9.3.1　价值采购程序

　　领先医院逐渐意识到采购职能的积极作用和已成为医院增强核心竞争力的有效途径。整合采购理念与模式,针对不同的采购标的,定制相应的采购方案,从强调程序的规范透明到合作创新及可持续性,如在新产品上市的初始阶段,采购通常强调创新和技术,而对成熟期产品,更多强调的是价格和竞争。

　　在这些诉求应答过程中,价值将成为采购的核心要求。价值采购有助于阐述医院价值采购的实现过程,这在很大程度上改变了对传统采购职能的认知,有利于医院采购实践工作的开展和实施。如图 9 - 6 所示,价值采购包括以下 3 个过程:

　　(1)识别价值。面对日益增多的产品宣传、广告、促销,采购人员鉴别真伪以购买"真"品。

　　(2)感知价值。采购人员需要识别和判断供应品对需求的响应程度,以便在更大价值上实现供需匹配,买到"理想的"产品。

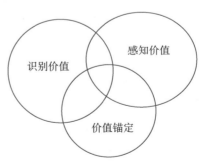

图 9 - 6　价值采购的三个环节

（3）价值锚定。在预算等限制条件约束下，锚定关键价值，选择"刚好够用"的产品，促进供应品在满足需求条件下实现价值最大化。

价值采购不同于采购程序，但亦与采购程序嵌套和并行。价值采购更关心采购标的物的"核心利益"——价值的实现过程。也就是说，价值采购对供应商选择不仅要满足业务功能和质量需要，更要着眼于以价值为核心的综合衡量，实现价值最大化目标。价值采购涉及具体活动见表9-2。

表9-2　价值采购活动

序号	分类	特点	描述
1	识别价值	产品价值主张	文献、资料档案中产品价值的相关证据
		搜索潜在的替代产品或服务	在市场上广泛寻找有价值的产品或服务
		市场价值	基于产品的全面认识，得出何种产品能够提供何种价值
2	感知价值	业务需求为中心	产品或服务对业务或患者的作用
3	价值锚定	决定产品和服务的感知价值	根据特定业务部署，应提供哪种技术的产品和服务匹配
		选择何种产品	通过适当的采购方式选择确定的产品和服务的过程

9.3.2　识别价值过程

1）产品信息识别

采购的关键功能是实现价值增值，但这并不容易。采购人员从网上搜索医疗产品时，往往有许多选择结果，产品越多，选择越多，影响选择的因素就越多，干扰也就越多，就越难作出选择。比如药品、器械识别要素包括性能、效果、适应症、价格及安全性等因素，于是就需要更高的能力进行价值识别。

医疗产品丰富，每个产品都有其对应的产品属性，包括产品资质认证、上市时间、专利申请、技术、功能和标准，使用产品的效率、效果和安全性，供应商围绕这些产品提供大量的产品性能介绍和宣传，这就需要采购人员收集下述这些信息，并证明新产品比旧产品价值更高。

（1）制造商或供应商数据。制造商规模、资质认证、上市时间和专利申请等。

（2）产品性能数据及可比性。产品核心技术、主要功能、诊疗效果、安全性和行业评价。

（3）产品使用前产生的评价数据。使用者采前试用，评价性能稳定性、功能缺陷。

（4）定价信息。医院在选择产品时需要参考价格信息来帮助计算总拥有成本。

但需要注意的是，这些信息大部分来自供应商，所以一方面可能有夸大的成分，另一方面供应商提供的信息可能掩盖了自身的不足，因此采购必须采用更公平的数据，包括循证医学数据和大数据分析验证。

2）商业情报识别

医院采购人员越来越依赖商业情报作为竞争优势，并可以通过使用实时数据挖掘的方法辅助采购决策。采购中可以利用下述公开可用的数据库，也可以通过定期调研和监测等方式获得，利用这些更有针对性的信息服务来支持决策。

（1）商业交易数据。公开招投标数据、历史采购数据、市场交易数据，帮助采购人员识别供应产品的市场规模、市场价格、市场占有情况等。

（2）历史合同数据。找到当前采购需求相似的合同或供应商，获得包括产品性能指标、产品可靠性数据、服务质量数据等。

（3）物流数据。在货物流通环节中通过信息集成等技术手段，获得供应商物流的准时性或错误率数据。

（4）生命周期数据。物联网等生成的数据，构建全面的产品生命周期管理体系，实现前瞻性的风险规避和控制，从而评估产品的稳定性和宕机率等数据。

（5）使用者评价数据。从社交媒体获得的数据，利用情感分析、主题建模、数据挖掘和趋势分析等工具，分析患者对物资的使用情况评价。

（6）第三方数据。提供深入全面的行业和市场信息，如来自卫生部门的发病率统计数据，来自阳光平台的耗材价格数据，来自药物不良事件上报的药物不良反应数据等。

3）辅助文献支持

在患者的诊断和治疗过程中，医护人员使用医疗产品产生的医学文献数据非常丰富，产生了大量的论文、标准和指南等文献。文献的科学性包括先进性和真实性，先进性是指文献包含新颖的科学内容，如新发现、新发明、新技术和新工艺等；真实性是指文献的内容真实可靠，不虚假和夸张。公开数据库中收集大量的文献，从文献库中可以搜索相关采购标的的文献，加以归纳、整理，按照证据的作者、主题、内容和等级等分类汇总，可以作为采购标的物的发展趋势、应用效果、毒副反应等验证时参考，这些数据能让采购团队更全面、更客观地评价产品和服务，以推动基于价值的决策（表 9 - 3）。

表 9-3　验证价值方法

价值	价值验证资料	价值验证的资料来源
有效性	文献综述、临床指南、Meta 分析、HTA 报告、文献回顾	前瞻性随机对照研究（RCT）、真实世界研究（RWS）
安全性	文献综述、临床指南/共识、HTA 报告	前瞻性随机对照研究（RCT）、真实世界研究（RWS）
经济性	系统综述、白皮书、Meta 分析	前瞻性随机对照研究（RCT）、真实世界研究（RWS）、卫生经济学模型研究
社会性	文献综述、HTA 报告、调研报告	医生、护士等临床使用者的调研

9.3.3　感知价值

1）感知价值的大小

感知价值是使用产品的体验，如图 9-7 所示，是使用者基于对所接收和给予的产品效用的感知的整体评估。感知价值是患者在感知到产品或服务的利益之后，减去其在获取产品或服务时所付出的成本，从而得出对产品或服务效用的主观评价。其中感知利益包括功能价值、信息价值、情感价值、社会价值、经济价值、安全价值和交付价值等，而感知成本包括心理成本、时间成本、物理成本和货币成本等。

感知价值是一种对产品或服务效用的综合评价，是对感知利益和感知成本之间的主观权衡，价值感知是个性化的，因人而异。你所感知到的，别人未必能感知到，对于相

$$感知价值 = 感知利益 - 感知成本$$

图 9-7　感知价值测量

同的产品或服务，不同的患者感知价值不同，尤其对于复杂的医疗产品，医生之间不同的经历都有可能产生不同价值偏好，医院的采购决策参与者众多，所以决策会异常困难。如针对乳腺中心配置超声的问题，业务科室可能关注超声的弹性成像技术在纤维化中的鉴别价值，而管理部门会考量技术的使用效率以及是否增加额外的成本或收益。

面对众多的技术与功能信息，采购团队对标的物是否有价值、有什么价值、价值有多大作出判断，他们更容易关注与当前需求最相关的因素，并将根据其综合感知价值作出购买决定。采购人员不能关注事物的所有信息，所以在选择一些信息的同时，可能丢弃了很多其他信息，如申请者注意技术，可能忽略了可能的接口、半消耗性物资对总拥有成本的影响等。

2）感知价值增值

感知价值的增值体现在不断增加感知利益和减少感知成本的过程。由于买方

价值源自供应商所提供的产品或服务的效用和价格,供应商也可以通过改变其成本结构和价格给自己增加感知价值,所以供应商只有把与效用、价格和成本相关的各项活动整合协调一致时,才能更好地管理感知价值。

感知价值增值是供应商追求竞争优势的必然趋势,供应商竞争从关注产品和质量到以患者需求为导向,以争取用户满意和忠诚,而竞争优势归根结底是如何最大限度地整合资源,有效地转化为感知价值的大小。增加使用者感知价值的行为,包括增加感知利益和降低感知成本,如生产商能力、供应产品的性能,以及产品与需求的匹配能力。增加感知价值和降低感知成本的方法包括如下内容:

(1)增加产品品牌宣传。品牌宣传是一种识别标志,是生产商的核心价值体现,其代表产品的额外附加值,包含在功能和心理两方面的利益。

(2)增加产品性能保障。产品性能是指产品在一定条件下,实现预定目的或者规定用途的能力。

(3)增加产品有效性。有效性是指完成诊疗活动和达到诊治结果的程度,是影响价值感知的重要因素。

(4)增加产品售后服务承诺。售后服务,包括在商品出售以后所提供的各种服务活动,售后服务本身同时也是一种促销手段,生产商建立标准化服务体系、服务水平都可能影响产品的感知价值。

(5)增加产品安全性。安全性是指产品在使用、储运、销售等过程中,保障人体健康和人身、财产安全免受伤害或损失的能力。

(6)降低搜寻成本。通过扩大宣传、技术评估活动降低搜寻标的物所要花费的成本。

(7)降低时间成本。通过利用更及时的响应、文献资料,降低采购者得到所期望的商品或服务的信息所耗费的时间。

(8)降低培训成本。包括培训之前的准备工作,培训的实施过程,以及培训结束之后的效果评估等降低培训成本。

供应商通过患者价值探索、价值结构、沟通价值和价值传递途径,希望达到感知利益的最大化、感知成本的最小化,所以会整合生产者的内外部资源,为使用者提供最大的感知价值,期望以此在竞争中获得胜出。但也要看到,有些供应商的产品虽然性能良好,却因为使用者没有让采购团队获得较大的感知价值,或者感知成本过高,导致在竞争中失利的情况。包括生产者不了解使用者的病种结构、业务组成结构、技术短板及技术创新的方向等,不能针对使用者需求提供最大的产品感知价值。

9.3.4 价值锚定

1）价值锚定概念

价值锚定是指人们在选择购买产品时锚定一些关键要素的过程。其概念来自职业锚的思想，职业锚是指当一个人不得不作出职业选择时，无论如何都不会放弃对职业至关重要的东西或价值。无论是基本生活需求还是更高层次的需求，人们都有需要精心设计性能好、价格低、容易获得及适合自己的产品和服务的本能，在不断追求更好的东西的同时，人们会变得越来越挑剔和多变。

技术进步是医院和临床医生吸引患者和保持竞争力的一种手段，但使用创新技术往往成本高昂，价值比较时会出现相互冲突，但其共同目标是制订合理化购买决策。采购人员将临床医生、供应链专业人员和管理人员聚集在一起讨论，这些活动取决于医疗系统的特征和作出购买决策的能力。

2）价值管理后的价值锚定

采购价值管理涉及供应商选择、价格谈判、合同管理和供应链管理等多个环节，是医院采购流程中非常重要的一环。医院需要制订合理的采购价值管理策略，从供应商选择、谈判与协商、合同管理等方面加强管理，进而提高采购效能和控制采购成本，实现采购价值最大化，并确保采购的物品或服务符合医院的业务目标和要求。采购价值管理的具体实现需要考虑以下 5 点：

（1）制订采购政策和策略。医院应制订完整的采购政策和策略，包括采购流程、采购标准、供应商管理、价格管理和合同管理等，以确保采购的价值为医院所接受。

（2）设计采购价值管理模型。医院要基于自身业务目标和要求，建立适合自己的采购价值管理模型，设计合适的指标权重、分析流程和决策规则，以便从众多的供应商和产品中快速筛出最佳的选择。

（3）管理供应商和产品信息。医院应收集并管理供应商和产品的相关信息，包括性能、价格、供应能力和服务质量等，不断更新和完善这些信息，以确保价值管理的准确性和实用性。

（4）培训和管理采购人员。医院应加强采购人员的培训和管理，重点培养采购人员的市场洞察力、业务能力、沟通能力以及评估供应商和产品的能力，进一步提高采购价值管理的效率和准确性。

（5）持续改善采购流程。医院应定期评估和改善采购流程，发现和解决流程中的瓶颈和问题，以实现采购价值管理的最佳结果。

价值管理是一个以业务为导向的过程。它不仅以降低成本为目标，还可以通过性能改进来增加价值。价值管理尚存在操作上的困难,例如缺少高质量的研究和易于使用的工具能够支持医院在采购方面的决策。受到供应成本快速上升的推动,价值管理还与医生偏好、医疗行业缺乏价格透明度、对临床医生的营销影响、快速创新以及患者需求和敏锐度有关。

技术评估和价值管理是两个不同的概念,如表 9-4 所示,但在某些方面有着紧密的关系。技术评估是指对技术方案、产品或服务的性能、可行性、安全性、可靠性以及成本等方面进行评估和分析,以确定其是否满足设计目标和需求。价值管理是指通过规划、评估和控制项目所有阶段中的成本、时间、质量和绩效等因素,最大化采购价值的一种项目管理方法。在项目管理中,技术评估和价值管理是紧密相关的。技术评估提供了项目方案和解决方案的性能和成本方面的基础数据,有利于价值管理的成本估算和绩效评估。而价值管理则可以帮助确定项目目标和要求,并监督和管理项目执行过程中的成本、时间、质量和绩效等,确保项目按预期目标执行,并使项目价值最大化。因此,在项目管理过程中,技术评估和价值管理需要同时进行,两者相互依存,相互支持,以实现项目目标的最大化。

表 9-4　技术评估和价值管理的比较

比较对象	技术评估	价值管理
结果	评估报告	价值分析报告
比较纬度	功效/有效性、经济/成本效益、心理/社会/伦理	功效/有效性、经济/成本效益
参与者	政策制订者、临床医生、决策者、研究人员、统计学家、经济学家、患者	供应链、供应链专业人士、临床主任、临床医生、护士
证据来源	随机对照试验、系统评价、荟萃分析、经济模型、定量方法	科学文献、制造商、内部产品试验、内部用户调查、临床专业知识、定量或定性方法
价值主张	透明度、循证、合理	透明度、循证、合理、标准化,具有成本效益

医院采购通常认为与所购物资最相关的决策要素包括临床价值、经济效益、安全性等,所以既要重视物资与目标之间的关系,也要注意产品对所在医院对物资定位的影响,采购物资的价值反映出医院管理者在对新疗法作出投资决策时的价值偏好。因此,医疗采购价值锚定的主要内容如下:

(1) 资质条件。供应商品牌、规模、资质授权、诚信档案和财务文件等,如信息软件采购就非常在意供应商能力和历史经验。

(2) 技术功能。工艺、质量、精度和多样化功能,医疗器械采购中包含大量的精度和功能要求。

（3）适用人群。特定群的适应症、不良反应耐受等，如儿童对剂量、不良反应的要求高于普通人。

（4）服务要求。安装条件、到货期、服务标准，工程类招标中对现场勘探、交付时间有较强的约束。

3）价值锚定的注意点

价值锚定与心理学密切相关，采购人员在购买时通常受到许多因素的影响，如价格、品质、品牌形象和口碑等，这些因素会影响采购团队对产品或服务价值的感知和认知。例如，通过比较和对比不同产品，采购团队会更倾向于选择更符合自己预期价值的产品或服务；通过产品的品牌形象和口碑，采购团队也会更加信任和认可产品或服务所传递的价值。采购团队作出购买决定时，往往是基于对产品的一些显著特征而作出的选择，也就是说，采购团队在选择产品时往往追求产品某些方面价值的最大化，而不一定完全出于对产品所带来整体利益的考虑。在实践中，采购团队可以通过市场调研和分析等手段来了解使用者需求，制订相应的采购策略和价值锚定方案，从而更好地满足使用者需求和增强产品或服务的竞争力。价值锚定的主要作用表现为：

（1）价值锚定是口碑传播和推荐的原因，它会影响周围同行医院的选择；

（2）价值锚定是患者忠诚度、情感偏好和重复购买的一种倾向；

（3）价值锚定可以缩短医院采购的决策时间；

（4）价值锚定相对稳定，使用者会继续使用产品，直到价值锚失去吸引力或出现更有价值的替代品。

考虑到价值锚定将对采购团队决策产生的重大影响，采购团队应当利用需求信息和供应商调研、市场分析来制订一份现有条件的详细说明和期望目标，仔细收集事实，确保价值锚定在准确性方面没有疑虑。价值锚定作为选择的必要条件，也可能带来某些不利因素。采购团队应该意识到，如果在一开始就设置排他性，只能换取不够有效的竞争氛围，具体如下：

（1）必要条件过高，限制了供应商的广泛参与。

（2）锚定"价值"是伪价值，不能给业务发展带来增值。

（3）价值锚定带来额外更高的成本。

（4）价值锚定造成采购团队的决策困难。

（5）价值锚定容易引起的廉政风险。

9.4　价值采购促进新产品采购

患者对创新技术和先进药品、器械的需求持续提升，医院会引进越来越多的新医疗技术，尽管医疗服务领域的技术创新带来了医疗水平和患者生活质量的大幅提高，但医院的复杂性和管理成本却越来越高，所以有必要通过更为有效的采购，实现质量提高、成本下降、达到控制成本的结果。

在医院层面，引入新产品的程序往往非常复杂。传统的决策，仅仅关注价格、成本、节余或其他单一经济目标，将可能产生损害患者利益、降低治疗效果等不利结果的风险，导致医疗卫生资源的浪费。价值采购的本质是追求性价比，而不是最低价。所选择的供应商和供应产品不仅要具有降低总拥有成本的能力，而且能加速新产品的迭代和创新，适应不断提高的多层次需求。所以需要在采购中综合考虑风险、成本、结果和影响等多种因素，虽然这些因素增加了内部和外部的不确定性，使决策更加困难。

在这种情况下，采购将重点放在提供全面的解决方案上，从基于价值的独立产品解决方案到新产品或服务来补充传统产品，旨在改善健康结果，降低成本或两者兼而有之的价值提升。这些方法考虑了质量，整个产品生命周期的总拥有成本以及提供给患者的整体价值。以下问题非常重要。

（1）会给业务带来哪些价值与更好的体验？

（2）哪些流程变革会使运营效率提升？

（3）哪些工具与方式能够降本增效？

（4）流程中存在哪些不合规操作？

（5）哪些风险可以预防？

（6）如何让供方更有意愿合作？

价值采购是经济新常态下医院的核心竞争力之一，供需双方不再是零和游戏，而是追求开放、共赢、共生。供需双方不是简单的买卖关系，而是长期战略合作的伙伴关系。合格供应商清单不再是固化的，而是动态优化的。通过新产品的应用或合作创新，在疾病治疗上获得更有效的结果，可以提升医院的服务质量。这些价值的重点是为业务提供创新，以便采购人员能够确定采购可以增加价值并更快地交付价值。

价值医疗是一个环境，在这个环境中，改善患者治疗效果，提高效率和先进的医疗服务创新可以蓬勃发展。为此各方必须齐心协力，设定共同的绩效衡量标准。而互联网的核心在于连接，医院采购系统中引入互联网，多部门整合不仅让采购信息更加透明化，更使医院在传递价值、创造价值、获取价值及支撑价值之间发生根本性的转变。

数字化赋能敏捷采购

10

10.1　数字化转型

10.1.1　数字化转型概念

1) 医疗数字化发展

数字化时代,组织不应该将数字化变革视为对现有情况的补充,而应视其为适应数字化时代的活动和业务而作出的必要变革。而且,实施数字化并不意味着实现一个项目、升级一项技术、添加一个电子商务网站或一个新的移动应用程序,更意味着更新一个组织的业务策略、商业模式、组织文化,并使其适应数字化时代,在管理理念、数字化技术与变革动力上形成合力,医疗系统的运行亦是如此(图10-1)。

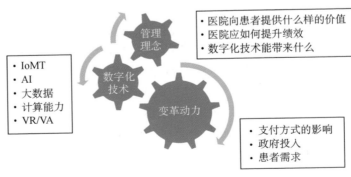

图 10-1　医院数字化条件

物联网、人工智能、大数据和机器人等新兴科学技术,不仅改变了产业发展模式与结构,还彻底改变了人们的生活方式和交往方式。大数据、人工智能、"互联网+"和区块链等信息技术领域的技术突飞猛进,正在以不可阻挡之势改变着人们的生活,并且与各行各业迅速融合。实现数字战略变革的正确途径是将其视为一段旅程,旅程的目标是让组织的基因适应数字化时代。在这段旅程中,组织将利用数字技术来实现以下各方面的目标:完善业务流程和决策过程,改变经营方式和管理客户关系的方式,在相关渠道提升客户体验,实施创新的商业模式,过渡到灵活和敏捷的工作方式。以虚拟现实、增强现实、第五代通信技术、区块链及脑机接口等为代表的全新技术革命正在为医疗行业带来颠覆性变革,医院正迎来一个历史性的转折点。

在健康信息化的基础上,医疗领域正发生着翻天覆地的变化。医院基于科技创新,整合这些数据,利用信息化手段,实现智慧医疗、智慧管理、智慧服务,在提升医疗服务质量、降低成本的过程中,医疗大数据在便民惠民、深化医改、促进经济发展等方面将发挥越来越重要的作用。以健康为导向、患者为中心的医疗服务在运行过程中产生海量数据,医院以此夯实健康医疗大数据基础,构建以数字化为核心的医院发展战略和服务模式,满足患者对解决方案的需求,并利用最先进的信息和通信技术,支持业务运营的发展。医院布署电子病历、影像数据、疾病随访系统就需要广泛的数字连接,并深化和创新数据应用。数字化不仅可以实现降本增效,更着眼于自动化和智能化,在协助诊断、危急值管理、在线预约、减少等待时间和移动支付方面有许多应用场景,结合动态的医院运营数据,医务人员将提高信息的利用效率,通过可视化和多角度交互分析能力提供数据决策,创造了新的疾病干预措施和质量控制方法,产生了更有效的诊断和治疗结果。

2) 业务——采购数字化鸿沟

数字化鸿沟是指业务与采购之间在应用数字化创新能力方面的差异。医院要想获得竞争优势,就必须积极应用数字技术,医院将数字化转型置于业务战略的核心。从医院IT系统到医疗设备,医疗服务在各层面都采用了技术创新,围绕患者提供服务创新、线上线下打通等方面探索数字化转型的场景和数字化能力的建设。相比之下,医院数字化在采购方面明显滞后,采购部门局限于专业领域,运行以流程管理和信息录入为主,能力提升依赖于经验

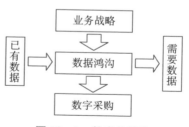

图 10 - 2　数字化鸿沟

积累和专业判断,这也成了采购部门数字化转型的难点所在,结果使两者之间的差距越来越大(图 10 - 2)。

3) 数字化采购战略

拥有正确的转型战略对采购利益相关者都至关重要,清晰的愿景、综合的方法和对价值的关注是采购转型的关键。数字化转型已经延伸到采购领域,数字

技术的快速发展正在重塑医院数字供应链,并将改变采购职能提供价值的方式,其中包括采购和服务数字化、办公流程自动化、服务和供应链的连通性和透明度等,通过整个价值链的数字化转型提升医院运营指标和绩效,将显著提高服务效率。

传统采购往往侧重于省钱,医院为保持较高的竞争力,往往首选实施降低成本策略。在瞬息万变的数字经济时代,患者期望和变化速度的加快,技术、设备采购领域议价空间的大幅度压缩,使采购部门在成本降低方面运用以往做法所起的作用越来越小;市场波动的加剧给采购团队带来了压力,既要医院保持服务能力,又要降低第三方供应商中断风险并推动业务可持续发展。这时采购部门不仅要审视自己的战略,而且要在塑造医院的数字化战略中发挥积极作用。医院采购部门需要认清实施数字化采购是未来的趋势,定义清晰的方向、愿景、转型路线图,通过改革组织架构、运行机制,可以给医院带来价值增值(图10-3)。

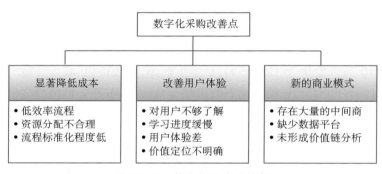

图 10-3 数字化采购改善点

数字化技术将颠覆传统采购,数字化采购解决方案可以简化和自动化流程,还推动了更复杂的分析、更好的供应商战略和更高效的运营,智能化和洞察力成为核心竞争力。数字化采购可以结合医院自身情况进行主动创新,通过业务和采购新技术的统一,实现未来业务的运营调整。这种方法可以减少运营费用和提高效率,改善对患者的服务,它甚至可能改变业务转型的进程。

医院的另一个优先事项是培养数字文化,探索数字采购实践,数字文化应该根植入采购活动中,包括战略制订、机会识别、谈判等,并愿意在日常交易中探索新方法。领先的采购人员已经为数字化转型做好了准备,医院采购人员作为数字转型的参与者,他们以数据为基础,通过设计简单、灵活和敏捷的流程,培训供应商参与数字化采购,并发掘数字创新的机会,形成新的价值,实现更好的患者体验。

当然,采购部门应该对这种数字化转型充满热情,从数据的基本使用到更高级的建模和洞察,构成了变革路线图。为了发挥数字化转型作用,需要支持采购的数字基础投入、数字运营和具有数字技能的人才建设。医院采购人员意识到数字化转型和重塑供应商关系的优势,因此,采购团队负责有效的品类管理和供应商风险,指导供应商支持的创新活动,在供应商关系管理中变得更加积极主动,并利用市场竞争提高采购绩效。

近年来,仓储物流、条码技术等发展迅速并进入成熟应用阶段,为医院实现数字化转型提供技术支撑。数字化转型推动向数据收集与分析并重转变,成为医院提高竞争力和风险防控的重要支点。成功的采购转型不仅仅是从线下到线上,实现数字化连接,开放透明,形成高效协同,确保采购的敏捷性,而且改变了医院的采购运作方式,让医院转向考虑整个价值链和市场技术洞察,在节约成本的基础上推动价值增值,继续探索成本效益最大化,包括通过供应链实现创新最大化,降低成本、快速响应,并为新产品或服务增加价值。

尽管采购程序不断完善,数字化转型仍存在较大的提升空间。现在的采购系统还不能帮助引导需求或选择合适的供应商,存在信息不对称,供需没有精确的关联和匹配,仍存在盲目采购现象。另外,医院对供应链的协调性不高,仍造成了大量库存和损耗浪费。数字技术运用能力不断提高,也只能满足一小部分医院采购需要,大多数医院采购仍难以获得决策所需的充分信息。

10.1.2 采购数据分析

1)采购数字分析作用

对于采购人员来说,使用数据作出对供应商、商品、类别的决定或风险决策并不是什么新鲜事,但新数据源和复杂模型的出现已经改变了采购职能的判断方式。采购人员的角色正在发生变化,这个角色需要最新的工具、技术和认知才能取得成功。数据分析正在蓬勃发展,采购部门处于数据决策的前沿位置,采购分析正成为变革的推动者,没有其他职能部门拥有采购部门在市场知识、内部和外部关系、创新洞察力、谈判技巧和获取有用数据方面的独特能力,这些信息能帮助采购团队分析历史采购记录,成本、需求和其他 KPI 数据,当专业知识与这些数据分析相结合时,将成为重新配置医院资源以更好地管理支出、合同、供应商和内部运营的基石。

医院需要遵循数据分析的基本原则,从采集、清洗到分析、应用的全过程管理,并结合医院实际情况,制订有用的采购策略和方案。采购分析需要采集和整理与采购相关的数据,常见的采购数据包括采购订单、应付账款、供应商信息和历史交易记录等,并对其进行清理和去重,以确保数据的准确性和可信度,并需要考虑分析目的和试图解决的问题,如采购成本、供应链管理、风险控制等。以此为基础进行数据采集和分析,发现其中的价值和趋势,提高采购效率和控制采购成本,可以帮助医院优化采购流程、管理供应商、制订合理的采购计划等(图 10-4)。

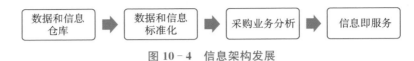

图 10-4　信息架构发展

　　采购人员通过数据可视化工具、案例分析等方式对采购的数据进行解读和分析。在未来的采购流程中,以前分散的数据源有望无缝集成,数字化采购可以前所未有地整合数据访问,提供准确的和易于理解的数据集成,增强对需求与供给的洞察力,这给采购分析带来了巨大的机遇,降低风险和增强可持续性,推动更复杂的分析和更好的供应商战略,能让数据在整个采购生命周期管理中产生价值。如供应商表现、采购成本控制、交易周期等,挖掘其中的价值和趋势,并提出相应的建议和方案。采购数据分析可以为医院找到采购流程中的痛点和问题,进而优化采购流程,提高采购效率和降低采购成本,同时也可以帮助医院选择更优秀的供应商,更好地管理供应商,并与其建立长期合作关系。

　　数据驱动使采购变得积极主动,也是实现以患者为中心和品类创新的关键基础。包括以下内容:

　　(1)无缝对接。传统采购管理面临的问题如信息不及时、不准确、数据流失等,都将在数字采购过程中逐步消失。

　　(2)战略采购。最好的业务战略是由数据驱动的,数据分析可确定采购申请或采购寻源活动的最佳区域和正确时间,还可以帮助决策选择哪些供应商。

　　(3)数据分析。可以提供有关供应商风险和质量的信息,确定供应商的优先级,促进创新并解决供应链风险,从而改善供应商关系。

　　(4)品类管理。如果能够有效使用,采购分析可以改变品类管理,数据分析使品类管理人员能够确定如何节约成本。

　　2)采购数字分析方法

　　大数据分析、数据可视化技术的主要目的是从海量数据中挖掘出隐藏的信息和知识,支持医疗服务、网络安全等方面的决策。利用大数据、人工智能、区块链等创新技术挖掘数据形成价值共享服务模式,赋能价值链各端参与方,最终生成医院数字化价值增量模型。采购分析可以帮助医院作出数据驱动的决策,以更好地管理支出和供应链风险。采购专业人员很可能成为数据专家,帮助医院建设管理驾驶舱,提供强大、实时和准确的洞察,据此看到潜在的改进方向,并制订实施路线图,这将直接影响医院的绩效。

　　(1)数据管理。采购分析的第一步是在数据存储、清洗和分析方面投入更多的资源,构建一个强大且标准化的数据存储库,可以深入了解医院的采购情况,衍生出更多新的措施。领先医院的数据架构是保证数据—信息—洞察—行动落地的保障,整体架构的建设应该始终以患者为中心、业务发展为导向,从电子病历到财务系统、放射诊断系统、检验系统、患者预约和随访系统,数据已经深入健康的方方面面。作为需求和供给之间的桥梁,采购部门增加数据源、引入品类管理,并将数据链接到 KPI,有助于直接跟踪预算和财务报表中的采购合规、效率和成本节约。

(2)描述分析。描述性分析集成各类数据,为丰富的分析功能铺平道路。大数据和网络化结合在一起,采购部门将成为医院与外部供应商和合作伙伴之间各种数据流的汇集地,通过数据分析将这些来自不同市场和供应商的丰富数据应用于敏捷和智能决策。描述性分析可以帮助采购人员了解数据讲述的内容,并提供实时 KPI 指标报告和洞察,从描述性的实际成本,到自动化采购和投标评估,未来的采购将对这些不确定性进行定量分析,并对所有可能的供应方案进行情景模拟。数字化采购系统可以记录采购团队的所有活动,跟踪成本节约措施的执行情况,记录采购绩效评分和衡量整个采购部门人员或品类的绩效。

(3)诊断分析。数据分析技术正在将采购人员从繁杂的数据中解脱出来,从需求来源、采购量、采购时间、物料品类、供应商、价格及其他等多个维度,分别选取多个角度进行排列组合,分析支出特点,发现问题和机会。使用外部和内部标准、差异以及风险和根因分析,可以准确了解事情发生的原委。

(4)预测分析。将预测性模型结合使用,可以深入了解未来趋势,并优化决策,提高竞争优势。利用数据的高级分析以及专业规划,帮助采购团队更了解供应商、市场和商品趋势以及潜在的风险。如分析采购金额和数量的时间变化趋势,关注供应商创新机会,分析供应商优势品类、异常报价情况等,能让采购人员更多地关注趋势,执行最优的采购决策。

3)数字分析常见的障碍

医院有大量支持采购的数据,但这些数据是碎片化的,广泛存在数据孤岛情况。在采购领域大数据的整合难度大,依靠采购部门来构建大数据是不现实的,而且整合价值也有限。由于缺乏统一的管理和规划,对跨部门信息资源共享和交换认识不足,数据在横向和纵向上相互脱节,如部分医院开始采用电子化采购方式,但系统之间的数据往往难以兼容共享,阻碍快速、科学的采购决策,导致采购成本居高不下。采购数据分析存在以下困难:

(1)缺乏高质量数据。任何分析解决方案都依赖于数据质量,但医院数据质量还不高。

(2)技术不匹配。许多医院采购职能也严重依赖电子表格,这使得提取数据成为一项巨大的挑战。许多医院的采购职能依赖多个自行开发的 ERP 系统,也可能成为信息互联的障碍。

(3)支持不足。要正常使用分析项目,需要适当的支持和资金,但医院投入在采购分析上的资金有限。

(4)人才短缺。推动有效的分析需要相关技能,但医院难以获得会使用这些技能的人才。

10.2 自动化流程

10.2.1 敏捷采购

由于数字化技术的发展,商业环境变得混乱而活跃。比如不久前,组织还在做年度战略计划并确定未来 5 年的预期竞争优势,但现代化商业环境使其对 5 年规划周期的预测几乎成为不可能。医院必须经历根本性变革才能变得敏捷。药品、耗材零加成政策落地,诊疗服务调价和绩效考核推进,医院面临着越来越大的外部运营压力,同时暴露出医院在内部运营中面临着资源配置优化、运营效率低下等诸多问题。过去临床业务与供应需求的关系相对简单和单向,现在临床业务需要通过多种方式与供应商互动,如试用、损耗、应急、科研和医保收费变化等,医院必须通过组织结构和流程优化来快速应对这些变化,采购敏捷性成为其中的关键。

医院之间对敏捷性的理解有些差异,但其作用广泛而适用。敏捷采购能够更好地管理风险、捕捉机会和创造竞争优势。例如在不稳定的环境中,可能有价格不断上涨等情形出现,流程可视化可以帮助采购人员实时了解和掌握所有采购业务的动态和趋势,将订单快速传递到备选供应商,减轻外部风险,或为其供应链风险和中断做好准备,为进一步实现采购目标制订有针对性的战略和计划。敏捷性可以增加医院适应不确定性的动态能力,获得更低的成本、更好地满足需求、更快的新产品和新技术应用,以及实现更快的诊疗技术迭代来提高竞争力。精简性原则与管理自动化流程相结合,可以为敏捷性提供强大的支持,帮助医院降低成本和控制风险,探索新的价值来源,在显著降低合规风险的同时,使采购部门成为医院的价值创造中心。

解决敏捷性问题的关键是开发供应商关系管理能力,改进分析以更好地识别和预测供应链挑战。如图 10 - 5 所示,领先医院的采购团队可以预测外部市场的变化并快速响应业务预期,通过敏捷的运营模式和相关流程来实现这种灵活性,形成生态系统合作伙伴关系,促进医院的敏捷采购和创新。

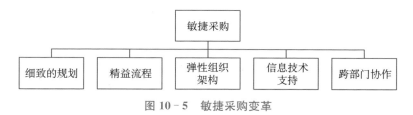

图 10 - 5　敏捷采购变革

10.2.2　决策优化

更多的外部因素促使采购部门不断参与医疗资源的优化配置。受医保政策、集中采购的叠加影响,在降本增效提质方面的压力陡增,采购决策速度已经成为核心竞争要素。快速决策的能力对于有效的风险管理至关重要,要加快决策需要有明确的数据跟踪、快速响应的触发器,以及详细的评估内容和工具。领先医院的采购部门正在使用先进数字化采购系统技术进行更深入的数据挖掘,以获取更多数据为决策者提供更全面的信息,辅助支持更快更好的决策过程,促进客观、公正地实施采购。可视化信息可以为评估和调整采购决策提供依据,能够正确判断医院技术、质量、财务、服务和人力资源的绩效,其优点如下:

(1) 决策更直观。决策者期望采购管理系统具有直观的界面。

(2) 服务可视化。快速准确决策,数据聚合使数据透明可见,提供基于事实的决策支持。

(3) 快速决策。缩短采购周期,减少浪费。

为在医院战略目标方面发挥更大的作用,医院采购人员的任务将更加广泛,许多传统采购任务只有变得更加自动化,采购人员才能够将更多时间花在战略决策上。如图 10 - 6 所示,采购决策系统以更智能的方式创建数据模型,增强决策的可操作性,优化采购策略并为决策提供预测和洞察力。

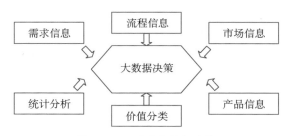

图 10 - 6　采购大数据决策

10.2.3 运营自动化

1）运营自动化

随着数字技术的兴起及其对采购产生的积极影响，使得采购转型升级成为必然趋势。医院信息化管理系统逐步普及，数字化采购主要涉及采购和供应链领域，主要解决市场调研到采后评估等产品全生命周期的各环节，构建管理闭环，采购交易变得更加自动化。领先医院的采购部门创建无缝的数字化采购体验，利用采购应用程序支持品类管理、供应商目录和供应商网络等功能，智能采购让医院的采购更简单，从下单、物流、仓储、配送到结算，全流程可视化一键操作。数字技术的优势巨大，可实时了解供需和供应商的绩效评级，提供更直观的采购体验。从冗余的采购任务到自动化决策，医院采购运营效能不断提高。医院的自动化采购作用如下：

（1）加快数字化工作，提高仓库管理能力，更快速地实现价值，并在紧急采购时期保持灵活。

（2）根据市场情况，通过跨职能需求计划、供应商库存管理，对需重新谈判的供应商合同进行优先排序。

（3）利用智能内容提取技术，实时从合同中提取有价值的信息，实现广泛细致的支出分析，自动生成采购建议，帮助医院提高采购效率。

（4）自动化和数字化采购有助于寻找更好的供应商和创新合作伙伴，更快地选择合适的供应商并实施最佳交易方案。

（5）从标准化寻源到合同流程，由机器学习支持的智能内容提取解决方案，协助供应商审查和采取行动，使复杂的流程更简捷。

（6）识别并消除当前采购流程中的障碍或问题，营造医院采购创新环境，让采购人员从事更具战略性的工作。

（7）推动所有支出品类的成本节约和优化，发现新的节约成本机会。

2）机器人流程自动化

采购仍涉及许多耗时的手工流程，这些流程非常适合使用机器人流程自动化（Robotic Process Automation，RPA）技术创建的自动化流程，例如，合同管理、品类管理、第三方风险管理和供应商关系管理等。采购职能与数字化的深度融合，加速数字采购的兴起。医院从资源分配和利用的程序效率转向为业务提供价值，数字技术不仅成为提高效率的方式，也成为医院价值锚定和为业务提供最佳服务的工具。

RPA，也称为软件机器人，使用自动化技术来模仿人类执行后台任务，例如提取数据、填写表单、移动文件等。它结合了应用程序编程接口（Application Programming Interface，API）和用户界面（User Interface，UI）交互，集成并执行一些重复性任务。RPA 工具可以跨不相关的软件系统自主执行各种活动和事务。RPA 的自动化执行大量业务流程活动，从而释放人力资源以处理更复杂的任务。

由于机器学习的支持，对详细规格、索引定价、行政处罚等的快速访问，智能提取解决方案，为后期审查和采取行动提供了强有力的量化支持。RPA 也提供了一个持续改进采购职能的机会，并转化为实际成本的节约和效率的提高，同时可以更好地提高采购资源效率。采购部门部署新的、更智能的 RPA 方法，并自动执行重复的任务，识别采购流程中的障碍。它使整个医院的利益相关者能够通过 AI 和易于使用的在线工具实时访问、洞察和分析，对日常运营和决策的制订起到推动作用，营造医院采购创新潜力的环境。实行机器人流程自动化的主要意义如下：

（1）缩短周期时间。通常采购合同是为不同的商业模式设计的，有效期非常长。RPA 可实现更快的采购流程，并缩短订购、签约和寻源的总体时间周期。

（2）更少的编码。RPA 不一定需要开发人员配置，使用者界面中的拖放功能使非技术人员也容易操作。

（3）快速节约成本。由于 RPA 减少了采购团队的工作量，因此可以将员工重新分配到其他需要优先的工作中，从而提高生产力。

（4）更高的业务满意度。由于机器人可以全天候工作，因此它们可以减少等待时间，从而提高用户满意度。

（5）提高员工士气。通过解除团队中重复、高容量的工作量，RPA 使采购人员能够专注于更深层次和更具战略性的决策，这种工作转变对员工的幸福感有积极的影响。

（6）更好的准确性和合规性。RPA 还可以提供审计跟踪，从而轻松监控进度并更快地解决问题。

10.3　智能化管理

10.3.1　可视化管理

1）采购可视化看板

医院为了提高效率、降低风险、优化管理，对外部适应各种需求变化，辅助在线完成内部业务，往往要使用更多的数据。医院的数据越来越多，但是可以用来作决策支持的数据却很少，有些医院有了数据却不知道怎么分析。仅仅部署新的软件工具而不改变现有繁琐的采购流程并不能解决根本问题,医院商业智能是一整套数据解决方案,医院商业智能的目的是根据政策环境和支付方式的变化重新定义服务范围和内容,保证决策的可靠执行,让医院稳步发展。

随着技术的发展和 IT 系统的接入,医院可以不断地收集和分析内部和外部数据,结合大数据分析系统或数据仓库及平台的支持,通过算法模型,生成医院采购的报价分析,主要目的是整合医院内部系统数据和主要业务系统数据,从而加强信息共享、业务分析和辅助管理决策。数字化采购将利用智能分析技术预测供应商对医院成本和风险的影响,实现采购业务可视化。如图 10-7 所示,领先医院的采购人员比其他医院更广泛、更频繁地使用可视化工具和技术。

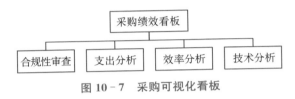

图 10-7　采购可视化看板

领先医院的采购部门正在迈向智能采购,驱动关键技术的持续变革,如物联网、云制造、射频识别(RFID)和医院资源规划(Hospital Resource Planning, HRP),促进基于医学知识的各种异构数据的集成,可帮助医院将其现有供应链网络变得更加灵活、开放、敏捷和协作。建立医院商业智能系统,打通数据之间的通道,在提高医院数据分析效率的同时,实现数据挖掘能力,构建模型和分析工具,评估服务水平、成本、时间和质量等各种变量,有利于及早发现问题,追根溯源查找问题原因,为决策提供足够的数据支持。

医院供应链成本、响应速度、灵活性和敏捷性、产品和服务的可靠性往往是相互关联的。如图 10-8 所示,采购看板扫描外部产品并链接内部功能,对采购分析

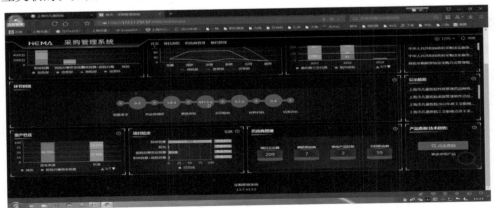

图 10-8　采购仪表板

和绩效导向产生积极影响。采购看板与医院的业务看板对接,可以描绘医院、科室、疾病等不同特点的优势,动态呈现不同层次的优势、劣势、机会和威胁。通过采购看板识别外部供应商和供应变化,捕捉医院应用新技术和协同创新的机会,为采购提供可视化预测和业务洞察,帮助医院快速、智能地作出采购决策。可视化可以建立实时监控和定期评估机制,将数据转化为切实可行的分析和预测,从而打造前瞻性的绩效管理,逐步优化供应商资源,尤其是为医院提供创造价值的能力。这样不仅可以帮助优化成本,还能提高质量、缩短响应时间和提高患者满意度等 KPI 指标。采用先进的可视化看板,直观呈现采购洞察和建议,可缩短采购执行和决策周期。

(1)创建可视化的绩效看板,帮助制订和调整日常业务决策;

(2)交付价值。定义采购有效性,减少不确定性,组织协调,扩大交付完整性。

2)合规性看板

医疗产品具有多样性,受政策与供求关系影响,波动性越来越强,而以往的采购业务以人工为主,效率低下,采购过程无法追溯,合规性难以保证。无论是技术适应还是信息透明度和项目可追溯性,各方缺乏信息透明度会损害医院供应链的效率,医院无法跟踪采购相关信息,透明度还与需求可见性有关,会导致在业务协作中产生各种问题。此外,信息缺乏透明度会导致产品的供需不匹配,从而危及患者。所以,医院建立合规性看板,可以促进医院项目公开并加强对过程的监控,具体作用有以下 5 个方面:

(1)采购制度公开。是指医院将自身的采购规章制度、采购政策和流程公开透明地展示给外部利益相关方或公众。主要目的是提高医院的透明度、规范性和公信力,促进医院诚信经营,同时,可以避免医院出现违法违规行为,防范潜在的风险和危害,也可以帮助企业规范采购行为、降低采购成本。通过制度公开,外部利益相关方可以直观地了解医院采购活动的策略、标准和流程,从而建立互信和达成共识。

(2)项目公示。是指采购单位在采购活动开始前,在门户网站、政府采购网等媒体上发布公告,公示参加采购项目、采购品目和数量、采购要求、招标方式、评标标准及预算金额等相关信息,其主要目的是向社会公开采购活动信息,保障接收信息的供应商公平、公正地参与其中,促进采购的透明度和规范性。供应商可以充分了解项目细节和招投标要求,准确评估自身技术实力和市场竞争力,从而更好地制订投标策略和方案。同时,采购单位也可以在采购项目公示的过程中,掌握市场供需的动态变化,为采购活动提供更加充分、严谨的保障。

(3)采购方式选择。医院在采购活动时选择采购形式和采购方式,须遵守相关的法律、法规和规章制度,如《中华人民共和国政府采购法》等,同时根据采购对象的性质和采购金额等因素,权衡各种采购方式的利弊,选择最合适的采购方式,实现资源的优化配置,采购人员依据采购对象的性质、采购金额和采购周期等因素,旨在实现合理优化资源配置,提高采购效率和降低采购成本。

(4)供应商接待管理。医院在接待供应商访问时所采取的一系列管理措施,旨在营造亲善的工作氛围、提高医院形象、保持供应商关系稳定并规范采购行为。具体指接待人员和流程的规范管理,指定专门的接待人员,明确接待程序和标准操作流程。

如预约管理,供应商须事先与医院进行沟通和预约,确保接待时间和地点的准确性。医院应当提前准备好接待所需的文件、资料,以便供应商到访时可快捷地完成业务交流。医院应配备专业的会议室、接待室,确保供应商接待场所宽敞、明亮、洁净和舒适,建立客户意见反馈机制,及时了解供应商对医院接待的满意度和建议,进一步提高自身的信誉度和美誉度。

通过科学有效的供应商接待管理措施,医院可以切实提高供应商的忠诚度和满意度,促进采购合作顺利进行,并对医院的形象和品牌形象产生积极的影响。

(5)"三重一大"项目汇报。医院采购应当定期报告其"三重一大"数据。定期的评估和检查对医院采购工作的有效管理至关重要。医院采购管理应当深入了解和把握其供应商及市场的情况和相关法律,了解采购市场价格行情,保障医院的可持续运营。通过正确有效的医院采购管理,医院可以优化采购流程,降低采购成本,以确保医疗设备和药品的质量和安全性,提高医院采购管理效率。

3)成本看板

随着外部不确定性和波动性的增加,决策者在任务执行过程中需要更多的信息来支持更快的决策,数字化采购服务不仅可以帮助医院建立透明高效的端到端供应链管理,节省大量的调研和比较成本,还大大加快了转型速度。

采购支出分析是一切采购工作的基础,没有可靠数据做依据,制订出的采购策略也是没有效果的。借助系统平台技术,医院可以充分发挥互联网、物联网技术,建立设备全周期经济成本管理平台。通过对需求信息、价格信息、市场信息、供应商绩效与风险信息以及订单支出等信息进行综合智能分析,来帮助采购人员作出最佳的采购决策,从而不断验证和优化医院的采购流程和品类管理策略,为业务发展创造价值。

采购团从分析历史支出开始,通过利用一套全面的分析工具寻找新的节省成本的机会。分析数据源有时来自多个来源,需对数据进行清理、分类和分析,使用更先进的技术监测风险,实现支出可视化,并可自动生成采购结果。

选择数字化采购的医院可以通过更强的患者关注和必要的灵活性来满足日益

快速变化的患者需求,从而获得竞争优势。基于医院的采购需求,既能够在预算中跟踪支出节省情况,也可以通过算法匹配,找到最优的供应路径。支出分析允许对支出类型进行分类并考虑优先采购计划,降低医院的采购成本,提升医院的采购效率和运营效率。集成自动化支出分析系统是获得可见性的可靠方法,可以揭示隐藏成本,控制计划外的支出。通过支出分析和管理异常,可以对较大的金额支出作为实现降低成本的机会点,详细分析医院的历史支出组成,除了直接关系的供应商外,采购人员还通过对市场和品类以及竞争对手的持续监控,看见钱花在哪里,知道如何削减成本。智能监控的数据越多,医院的业务、成本和技术结构就越清晰,业务现状和未来趋势就一目了然。

依托先进的数字化工具的数据分析功能,采购部门可以变成一个成本和技术控制中心,创建可预测的战略采购、自动化采购,发现新的价值来源,推动医疗服务流程再造和规则的修改,具体有如下内容:

(1)识别采购过程中的浪费环节,制订支出控制措施并减少一次性支出。

(2)从支出分析开始,汇集供应商数据,确定间接支出,以便医院确切地知道支出结构情况。

(3)建立精通数字技术的员工队伍,采用成熟的技术,自动化审核采购订单流程和发票。

(4)与供应商战略对话,寻找降低成本的途径。

(5)增加价值,精减工作流程,增加与战略供应商的合作机会。

4)进度看板

进度控制是采购中的难点之一,受多种实际因素的限制,如医院预算、需求分析等,医院普遍存在采购执行进度偏离计划进度的情况,因此需要对采购活动进行有效的进度控制,提前规划,及时发现并尽快纠正采购进度的偏差。信息系统是敏捷供应链的基础,医院与供应商的合作离不开信息支持,许多医院正在利用数字技术进行关键业务领域转型,数字赋能形成大数据采购,从战略角度和长期价值角度协调端到端流程。领先医院开始创建真正的数字化采购流程,整合与供应链之间的信息,例如应用 RFID 等自动识别技术为供应链管理提供更有效的技术支持,贯穿生命周期的敏捷采购。

(1)信息化对供应链的影响。在现有环境中,连接和扩展供应商管理的可视化看板,整合各种职能对改善整个供应链中的信息流和物资流发挥了重要作用。

(2)采购进度看板是实现"挂图作战"的基础。挂图作战是最有效的任务执行工具,有明确的目标和具体的计划,从看板上可以看到任务的完成是否按目标、计划、进度和要求进行操作,能明确目标,清晰意图,循序渐进。

10.3.2 需求预测

传统上采购人员收集供应和需求信息,通过权衡产品的优势和价值,来减少非计划性的支出。数字采购等颠覆性技术的应用,使战略采购变得更具有预测性。医院通过持续改进预测来支持计划和决策系统,以弥补业务管理和采购管理两种方法之间的差距。

如图 10-9 所示,新一代的人工智能技术已经出现,在帮助改善预测过程方面前景广阔,包括产品需求、分配需求、现金流和库存管理等应用,基于人工智能的采购技术正在帮助采购专业人员制订战略、提供规划、设计并通过市场趋势研究和自动化预测执行相关的采购任务。数字化采购将完善历史支出知识库,实现供应商信息、价格和成本的可预测性,数字化采购将建立实时支出管理系统和支出知识库,应用预测分析技术,帮助医院预测采购需求和支出结构,定位关键支出,实现持续降本增效。采用数字化技术节省了大量人力,使采购决策更加高效,让采购人员可以专注于医院的增值部分。

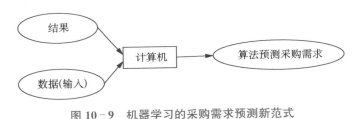

图 10-9　机器学习的采购需求预测新范式

10.3.3 知识管理

采购知识管理包括市场知识、能力知识和供应网络知识等,知识管理是实现价值链竞争力的有效途径,采购部门要想取得良好的业绩,就必须了解采购市场的运作和动态,其中促进知识开发和应用技术是成功采购的关键。构建数字化采购系统并不容易,医院在几十个不同的采购市场购买商品,每一个产品代表了一个知识领域,医院需要掌握一套复杂的知识体系。一般涉及采购的主要知识领域主要有价格数据、关键的生产力数据、汇率变化、质量、环境法规、安全法规及进出口条例等,这将使采购从直观的实践转变为知识驱动。因此,持续建设医院的专业知识库,将内外部相关的信息统一管理,并保证实时更新,为业务绩效的持续提升提供充分的知识内容保障,这是知识管理体系建设必做的一项任务,可根据内容不同进行知识库建设。具体如下：

（1）基本知识库。主要包括疾病库、症状库、药品库、体征库、检查库、检验库和手术操作库等。

（2）医学知识加工数据库。对于医院而言更希望利用已经达成行业共识的医疗知识，依托于纸质文献、教科书、医学日志和专家经验为主要方式的知识应用，拓展到以电子病历、健康档案、影像学数据和检验数据等为主要载体的知识应用。临床指南、医学文献、医学辞典和医学图谱等医疗知识拓展，源于遗传基因的分子生物学数据、医学影像和检验数据、电子病历数据等，基于基因组测序技术的生物信息与大数据科学交叉应用。

（3）智能知识库。当前快速发展的人工智能技术，已经能够支持机器实现对医疗知识的理解、组织和利用，提高机器运用医疗知识的深度与广度，使机器能像医生一样思考。重点基于自然语言处理、知识图谱等技术，在医疗知识引擎的约束和引导下，构建内容理解、知识融合、图谱生成等医疗知识加工模块，完成医疗知识加工能力建设，并按需搭建医疗知识库，便于医疗知识的存储。

（4）拓展知识库。确保团队及时接触外部信息来源，这些来源可以是医疗专家、管理顾问、市场研究出版物或行业研讨会。商业本身已经发生了变化，极大地改变了管理、学习、表达、互动、解决问题和采取行动的方法。而采购知识管理源于广泛的学科、技术，比如认知科学、专家系统、人工智能和知识库管理系统（Knowledge Base Management System，KBMS）等。通过投入更多的信息来解决信息时代的商业问题才能获得竞争优势。

决策支持系统的人员汇集了认知领域的见解、科学、管理、计算机科学、运筹学和系统工程，帮助医疗工作者执行认知任务，并将这些产物整合到医院的决策过程中。其中包括拟订和执行发展、获取和应用知识的战略，以及监测和评价知识资产和有效管理知识资产的过程。该系统的作用是协助决策者寻找相关信息，决策者可以通过了解问题情况，将这些信息转化为可操作的知识。这要求决策支持系统（Decision Support System，DSS）具有支持知识工作的扩展功能。依靠历史业务与专业经验的积累，打通数据壁垒，发掘各节点关键特征间的业务逻辑和内在联系，向上向下溯源，兼顾业务纵向深度和组织横向广度，进而形成较为成熟的、能够覆盖医院整体的知识网络。采购职能内部具有模块化、分散化的特点，如何洞察其中的检查点、风险点并通过管理将其规范化、集成化是数字化转型的关键所在（图10-10）。

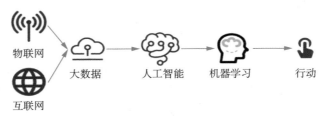

图 10 - 10　采购中的知识管理

　　对于医疗信息系统而言,在智能化发展的大趋势之下,其智能化产品的建设严重依赖于医学知识,符合医学逻辑的产品将更受市场认可、更具竞争力。目前,仅有极少数医院完成了医疗知识集成建设,既能够提供完整的医疗知识加工平台,满足医学知识的需要,也能够提供医疗知识服务,满足实际应用的需求。

　　因为知识和分析之间关系的发展在不断进化,即使有好的数据和高质量的技术分析本身还是不够的。知识管理将成为医院绩效的关键驱动因素,是驱动医院运营、竞争力和品牌的关键工具。通过知识管理,医院寻求获得或创造潜在有用的知识,以实现最大限度的有效利用,从而对医院绩效产生积极的影响。因此,有效地创造、管理、共享和利用知识对于医院充分利用知识的价值至关重要。从本质上说,为了确保医院高质量发展,应该探索利用知识来实现人员、过程和技术的连接,在这个过程中,要确保医疗团队不时地接触外部信息来源。

　　采购过程是组织知识流动的一个方面,它具有将其他过程整合到整个知识组织的潜力,可以通过系统化管理促进创新进程。在战略采购中,数字采购可以利用历史支出的知识库,实现供应商信息、价格和成本的完全可预测性,优化采购战略并为决策提供预测和洞察力,从而支持采购部门达成透明的协议并实现持续地节约成本。鉴于采购的跨界能力,知识扫描是与战略采购相关的关键动态能力。知识扫描作为一种动态能力,可以提高创新绩效。

10.3.4　技术趋势

　　目前尽管有许多系统支持交易性采购组织,但很少能够生成综合性品类策略。传统采购风险管理方法经常受到挑战,所以采购部门需要专注于降低成本,并对精选技术进行投资。技术是医疗服务领域颠覆性创新的最大驱动力,因为医疗服务的各方面都依赖于某种形式的技术。基于技术的预测往往侧重于新产品/服务的开发,采购部门可以利用其对现有供应商和市场的深入了解,通过预测模型向供应商寻求新设备、耗材等。

　　考虑到这些因素,在任何采购项目开始实施之前,对评估的准备至关重要。采购人员需要评估当前采用的技术水平以及团队是否能够掌握新技术和应用新技术。从管理的角度,需要考虑医疗团队是否应该放弃过时的技术并具备新技术所需的支持,还需要制订正确的策略和流程来支持采购新技术项目的实施。技术趋势预测要结合当前的技术趋势和市场需求,医院可以通过对当前技术趋势的监测和分析,采用系统化的方法进行研究和分析,抓住市场机遇,采购创新产品和服务,实现业务差异化发展的突破。医疗技术正在迅速发展,以下是当前被广泛关注的医疗技术趋势热点:

(1)疫苗接种。是近期备受关注的医疗热点之一,随着全球范围内新冠肺炎疫情暴发,各国正在推进疫苗研发和大规模接种。

(2)组织工程学技术。可以从患者自身体内提取细胞,通过培养、分化和定向修复,再移植到受损组织中进行修复,提高治疗效果。

(3)肿瘤免疫治疗。通过激活人体自身的免疫反应,治疗肿瘤疾病,已获得重大突破和应用。

(4)先进医疗设备。如高端影像设备、基因测序仪等,使医疗设备更加准确、高效和便捷。

(5)智能健康监测。通过可穿戴设备、健康 App 等的监测,帮助人们更好地管理个体健康。

(6)生物制药技术。可制造高效和定制化生物药物,对癌症、罕见病等疾病的治疗效果更好。

(7)基因编辑。它是一种可以编辑、添加、删除 DNA 序列的技术,未来有望为各种疾病带来更好的治疗选择。

10.4 数字化采购平台

10.4.1 数字化采购平台介绍

数字化转型有助于提高医院的效益,带来显著的价值。通过将数据与这些先进技术相结合,医院将能够自动化或优化各种业务活动和流程。数字化采购是和医院采购人员通过大数据高级分析、流程自动化和新的协作模式,提高采购效率的途径。简而言之,数字化采购不仅仅是把采购部门变成成本管控中心,而且是医院的价值创造中心。与所有其他业务领域一样,技术可以提高采购团队的生产力,同时降低医院成本,它还可以使团队更好地分析节省的成本并跟踪供应商绩效。尤其是在采购创新方面,这就是为什么大多数进行创新的医院都依靠大数据和技术,关注外部技术发展,重视技术的卓越性。

数字化转型可以实现日常流程自动化,特别对于采购这类繁琐的日常交易,正是数字化转型最佳场景。医院可以培训采购人员并重新定位他们的工作,让采购人员可以处理更复杂的任务。同时,医院新技术应用中会生成大量的数据,结合正确的分析和可视化技术,这些数据应该为管理提供所需的洞察力,以作出更好、更具战略性的采购和业务决策。

传统医院采购模式正在被颠覆,采购的本质不再是保证供应,而是有效供应,由此诞生的"数字化采购平台",它以互联网为依托,以供需精准对接、满足患者多样化需求为目的,运用大数据、物联网、人工智能等数字化手段对采购全过程进行重塑,进而形成组织间高效协同的采购管理新模式。医院采购数字化战略发展空间包括医院供应链、内部运营和患者关系的数字化,在此基础上构建的数字化医院采购平台的雏形已经呈现。

许多组织将专注于打造数字化采购平台,使最终使用者能够执行关键采购并管理其账户信息。随着医院变得更加数字化,采购平台也必须适应不断变化的技术趋势。采购人员的事务性工作被机器替代,并不表示采购人员就失业了,他们应该向更有价值、不易被数字化替代的工作转型。采购人员更关注战略采购、物资品类管理、采购寻源策略、供应全生命周期管理和需求早期介入等高附加值的工作。采购平台的作用主要体现在以下 4 个方面:

(1)更好的趋势预见性。今天的医院依赖遍布全球的各供应商和生产商。因此,能够访问有关采购、合同及其条款、供应商信息等的准确数据变得非常重要。

(2)更高的合规性。集成的寻源到付款系统允许使用者访问单个系统上的任何信息。集成系统可作为所有信息的单一来源,与在多个系统中的导航相比,它变得简单且耗时更少。

(3)更低的实施成本。独立的解决方案似乎是一个具有成本效益的选择,但事实并非总是如此。在某些情况下,TCO 要高得多,因为它包括每个独立模块所需的单独培训、实施和维护,所以采购平台更具价值。

(4)无缝集成。要确保系统无缝通信和交换数据。在集成采购解决方案的情况下,各种模块都经过固有编程,以实现端到端通信和跨系统的平稳数据交互。

数字化是一个根本性的变化,对组织和人员都有很多影响。统一的信息平台可以将物资数据、物流信息、患者购买及使用数据、合同商务、采购履行、结算支付等数据资源集成共享、无缝连接,医院可以更准确地抓取和预测患者需求,把纷杂不确定的外部需求通过大数据变成相对确定的需求和可预见的市场机会。从采购业务角度讲,数字化采购平台供应网络覆盖寻源招标、合同磋商、供应商管理、订单管理及收货对账等数字化、智能化的应用功能,帮助医院实现降低采购成本以及采购处理成本,有效提高业务数据和通用数据的规范性、集成性和可追溯性。随着采购人员对复杂数据分析能力的持续提升,以及各数字平台的功能性和易用性的不断改善,这些工具将极大帮助医院识别采购可持续降本的机会,最终实现价值最大化。云采购可以突破传统采购模式的局限,从货比三家到货比多家,在比质比价的基础上找到满意的供应商,大幅度地降低采购成本。

采购管理更加扁平化,采购管理更加高效。为了满足不断变化的患者需求,医院必须具有针对市场变化的快速反应能力,通过云服务可以快速收集使用者订单信息,然后进行计划安排,根据需求进行物资采购或及时补货,即时响应使用者需求,降低库存,提高物流速度和库存周转率。云采购有利于信息的沟通,从采购前需求管理、招投标、供应商管理、采购自助、采购后合同执行协调及财务结算一站式管理,为决策提供更多、更准确、更及时的信息,使决策依据更充分,促进采购管理定量化、科学化。

10.4.2 采购平台的发展

以大数据、物联网等新技术为支撑,领先医院已经在部署电子采购系统,甚至云采购工具。医院 B2B 电子商务整合供应链和互联网技术,将医院采购、供应商、物流商和互联网金融结合为一体,构成以电子商务为基础的采购供应链,为医院采购管理和转型发展提供更高效和便捷的数字采购平台,在提高采购效率、降低成本、提高质量等方面发挥越来越重要的作用

数字化时代,医院应借助新技术、新工具重构与优化采购流程、低成本地实现采购流程标准化,快速连接外部供应资源,构建医院与供应商之间交互协作的采购数字化平台,实现信息流和物流、资源流的协同,促使采购人员事务性工作尽快以自动化方式完成,让采购效率得以显著提升(图 10-11)。数字化采购将为采购部门智能推荐最优供应商和签约价格。在采购执行中,供应商可实时掌握订单发运、收款状态,并自动结算对账,与采购部门形成高效在线协同。同时,AI 将帮助医院前瞻性了解供应商绩效和风险管理,帮助采购部门有效评估和管控供应商。采购

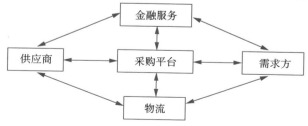

图 10-11 平台的核心特征是多边主体和网络架构

数字化实现了采购业务数据的可追溯、可审计、可分析及可预警,医院与供应商的互联互通,保障了采购的高效益与合规性。大数据技术将帮助医院进行支出分析、预测采购需求,并为管理者提供采购决策支撑。平台网站的信息共享,可以节省纸张,实现无纸化办公,大大提高采购效率,满足医院即时化的需要,缩短采购周期。采购平台带来了更多的技术选择机会和价格透明度,可以解决从前的信息不对称问题。医院数字采购平台建设主要经历了以下 3 个阶段:

(1)撮合交易阶段。即医院在线了解产品和专业服务,通过线下招投标活动和合同签订完成交易。

(2)融合生态阶段。线下业务逐步融入线上业务,实现平台转型升级,塑造采购竞争氛围,利用社交媒体拉动和供应商与医务人员的参与,尤其是移动技术方面的重要突破,增强了使用者体验和社交数据的分析能力,提升医院采购在识别价值和感知价值上的能力。

(3)智能互信阶段。价值采购与技术创新成为主流,价值采购将逐渐取代早期的信息不对称下的采购,创新需求日益复杂和个性化。采购平台中供应品种类别和数量不断增加和集聚,平台服务理念从以资源为中心转向需求为导向,服务模式也从信息对接服务逐步向智能化、一体化服务和合作创新模式演变。

平台的本质是整合技术、产品和交易系统,让原本在不同市场和领域的专业人员可以协同工作,通过友好的接口吸引外部供应商和采购主体参与,形成医疗产品和服务的商业生态系统。生态系统的参与者包括医院、医疗产品供应商和平台提供者等多边主体,在这个生态系统中数字技术将医院内部的业务部门、外部生产者组织在一起,让供应者、需求者互动更充分。采购平台包括产品要素、促销要素、关系要素和创新要素等。

(1)产品要素聚集。与消费品相比,医疗产品和服务具有复杂性、多样性特点。医院患者数量较少,但每家医院的采购量都很大,而且医疗产品具有知识密集、科技含量高、个性化等特征。医疗产品越来越需要个性化的解决方案,对定制化的要求更高,通过采购平台可以使供应商品牌、规模、经营范围、能力和研发方向等一目了然,采购平台能辅助完成更佳的产品识别价值和感知价值。

(2)促销要素并行。平台生态系统提供内部沟通、外部合作的全程监控,对市场、产品、价格、渠道及促销呈现实时性和可视化,并且在这种动态情形下,竞争模式、招投标模式将发生显著变化,采购机制和组织必须与这种新促销模式匹配,既降低成本又规避采购风险。

(3)关系要素交织。新的数字技术大幅度增强了沟通能力,当医院利用网络充分参与业务时,合作活动和互动沟通变得越来越重要,并且它们之间的关系将变得异常复杂和多变,更密切和更频繁的业务、培训、研究、工程师互动以及供应商和使用者之间的协作,多方合作关系更为紧密。

(4)创新要素互补。供应商可以与医院一起研发新产品,通过共享技术,共同开发新产品。在这个过程中,供应商需要与医院紧密合作,实现关键技术的突破和市场推广,并实现对产品的优化和更新,提高产品的竞争力。随着科技的不断发展,新技术不断涌现,如云计算、大数据、人工智能、物联网和区块链等,供应合作双方可以共同研究和应用这些新技术,提高供应链的效率和质量,满足业务需求。供应合作双方可以共同集成和优化现有技术,建立数字化供应链平台,实现供应链的可视化、智能化管理。供应合作双方可以基于双方共享的数据,通过分析和决策,实现供应链的优化和提高效率,实现供应商与医院的共赢。

作为各种信息相互协调的聚集地,平台按照财政性资金的要求,完成采购需求公开、供应商管理、采购协调、库存管理、质量监督、交易结算和质量控制及使用者评价等功能,可实现医疗物资集中采购与分散采购的融合,并可能与耗材阳光平台、药品集中采购平台、产品评价平台等关联。平台针对不同的供给和需求可以提供差异化的业务服务,支持不同的电子商务应用场景,医院则通过配置或定制相应的采购策略来完成不同物资的采购。数字平台和医疗生态系统可以帮助医院收集和分析交互式数据,以增强创新的可能性与竞争力。

10.4.3　去中心化的数字平台价值

数字采购平台以采购管理作为服务起点,以数字化转型为路径实现服务的边界性扩展,深化医院内部协同,加强医院外部产业链上下游耦合与链接,助力医院真正做到采购成本的显著下降与资产效能的明显提升,针对传统医院采购长期存在的流程复杂、周期漫长、差错率高和难以监管等问题提供一站式解决方案,还能够实现非标品物资标品化、线上流程自动化、采购网络一体化、财务结算智能化及全流程采购体系的可追溯,显著提升采购决策效率、降低采购综合成本。

数字采购平台可以促进采购的去中心化。去中心化的核心是消除垄断,消除暴利,不仅可以实现现有价值的再分配,还可以实现新价值的形成。平台采购可以创建可预测的战略采购、自动化采购执行和供应商管理,简化采购业务流程、降低成本、风险和数据可视化作用,采购部门逐渐转型成为医院新的价值创造中心。

许多医院开始开发专门的采购软件,定制专业的采购管理工具,优化流程和自动化,支撑医疗产品供应商管理和采购活动。采购平台以简单明了的方式呈现相关信息,方便医院采购参与者或团队作出正确的决策,为医院提供更直观的使用者体验,鼓励采购人员使用在线采购工具,并且使用平台工具的人越多,收集的数据也越多,采购效率越高。数字化平台采购的功能如下:

（1）扩大管理范围。应用集中采购平台提供的标准化的工作平台，可以规范医疗供应商征集、审核、评价、动态和专业化管理，拓展医疗产品和服务的信息来源和渠道供应商，加强平台参与方的资源信息共享。

（2）规范采购流程。加强采购管理的标准化程度，加强各职能部门之间的联系、交流和共享，支持采购的日常业务开展，将成为支持医院运营效率，提高诊治效果的战略支点。

（3）提高采购效率。平台化管理提升了效率和价值，大数据被视为提升价值的有效手段，使医院敏捷采购成为可能，支持医院复杂的采购过程决策。提升采购满意度。平台化管理还体现在流程重构上，将打破了传统医院层级，使流程更加扁平化。

（4）保证采购质量。对产品和服务的质量和价值可以追溯历史采购、第三方或其他使用者评价，有利于发现产生负面影响或价值不匹配的产品。

（5）降低供应风险。可以从众多的供应商识别、审核供应商的财务稳定性、法律法规、廉政风险控制能力，采购平台的应用可以统一招投标、评标方式，将招标活动的各环节置于公开透明的环境中，可以实现公开、公平、公正，招标评审，价格信息共享，增强招投标的参与度，减少权力寻租的空间，可以有效预防和遏制腐败。

（6）采购的可持续性。可以帮助采购部门更广泛地参与医院整体战略的制订，以及跨部门的转化研究和新技术开发、质量控制和风险管理，采购将更加专注于战略决策和活动，尤其对重大设备、高性能科研物资的决策。平台采购系统的核心是数据，而且是海量数据，可以支撑新的医学模式实践和服务模式的开展，在数字技术的催化下，具有更强的适应性和可持续性。

创新采购时代

11

11.1　创新采购

11.1.1　创新采购概念与分类

医保支付方式正在发生重大转变,给医院带来了新的挑战。传统采购与供应商之间的交易行为,虽然能够降低交易成本,但似乎并不适合以患者为中心的医疗模式,也不适合医院在疾病谱、支付方式变革情况下的资源配置。医院采购职能逐渐从战术采购演变为战略角色,采购人员开始关注更具战略性和长远的考虑,并持续改进采购模式,简化采购流程。采购职能的活动范围也比过去大得多,从选择供应商、维护供应商关系到辅助制订医院供应链策略,目的是实现价值增值,增加医院的竞争优势。在领先医院,采购已不只是防御性活动,而是有效的进攻工具。医院采购目标越来越全面和具体,不仅要考虑降低成本,还要考虑新技术对提高服务水平和产生更好治疗效果的作用,将采购创新融入医院的整体发展战略、医疗产品的创新战略当中,不断寻找成本效率和应用科技创新的平衡点。创新采购在实践中可分为以下 3 类:

(1)采购运营创新。使用新的创新运营工具和系统,履行采购责任和任务,实现采购增值。

(2)采购创新产品或解决方案。采购具有创新技术的设备、耗材、信息系统和建设设计方案等提升业务服务能力。

(3)开放创新。采购职能利用供应商等外部资源,建立内部人员、供应商之间和供应网络的协作,开发或交付新的或显著改进的产品或服务,满足业务需求。

11.1.2　创新采购管理机制

创新采购是指根据医院的发展战略和患者需求,确定采购方向和目标,制订采购计划和采购方案等。创新采购管理机制需要从供应商关系管理、风险控制、采购流程优化等方面制订采购策略,以实现成本降低、质量提升和风险控制等目标。建立完善的供应商评价体系,对供应商进行评估和管理,采购部门需要与供应商建立良好的合作关系,共同推动采购管理的创新和升级。通过优化采购流程,减少资源浪费和成本,提高采购效率和品质水平。这也可以通过引入基于数字技术的采购管理系统、优化采购人员的工作流程等方式来实现。采购过程中会存在一些风险,包括合同履约风险、供应商风险、质量风险和技术风险等。创新采购管理机制需要通过建立风险管理体系,制订相应的风险防范措施和应急预案等方式来降低风险,提高采购管理的稳定性和可靠性。创新采购管理机制需要将采购过程数据化,通过数据的分析和应用来改进采购工作,提升采购效率和品质。

医院作为医疗产品的消费市场,在一定程度上可通过其购买力,直接或间接地影响技术的创新应用,它们有专业的战略思维和技术知识,在内部和外部的关系管理方面有强大的连接能力,能够整合医生、护理和供应商等关键参与者,成为创新和变革的推动者。所以,积极主动的采购部门和训练有素的供应链管理专业人员对创新管理至关重要。影响医院创新采购政策和效果的主要障碍来自采购人员对需求的识别和风险管理能力,采购的竞合逻辑也影响供需双方的互动。创新采购需要采购人员进行长期的战略规划,并对业务需求进行全面的分析,还需要去寻找创新解决方案,以满足医疗的新技术需求。鉴于创新对医院长期可持续发展的作用,创新采购人员能够选择与具备开发创新解决方案的供应商建立联系,增进供应商与业务部门的协作。

11.2 采购运营创新

11.2.1 采购运营创新概念

颠覆性技术变革和医学领域的发展,导致传统供应链的破裂,技术进步使商业模式的转变成为可能。市场竞争形势多变,产业转型不断升级,医院积极适应医学模式的整体变化,调整内部运营模式,建立健全采购体系,提升内部管理能力,优化采购流程,以满足业务部门和患者的需求。采购运营是通过采购物资和服务最大程度地满足业务需求的过程,从战略规划到合同管理的整个采购周期内,采购人员不断调整运营策略,通过需求识别和及时有效的沟通,削减不能创造价值增值的成本、简化流程、节省时间或其他资源,提供竞争优势。

所以从本质上讲,采购运营创新是用不同的方式做一些日常采购的事情,采用更明智的和基于证据的决策来刺激变革,产生满足需求的解决方案,带来更好的绩效和价值增值,提高医院履行政策和支持业务发展的能力。

11. 2. 2　采购运营创新方案

　　环境在不断变化,业务需求由简单向复杂和多样化转变。过去,医院强调采购人员通过谈判的方式来管控价格,有时采购来的商品不够有效,质量太差或采购时间太长,其创新潜力未得到充分发挥。现在医院采购管理的规范性不断提高,采购运营创新的焦点放在采购全流程管理和成本优化上。为了让业务保持先进性,提高采购质量并降低采购成本,采购人员从采购的基本流程入手,通过分析国内外医院采购发展趋势,在采购信息化建设和全生命周期管理的基础上,利用有效的价格数据库,逐步建立供应品价格基线,形成比较透明的物资与产品的市场信息比较。

　　采购人员应用适当的技术手段和数据支撑,不仅可以应用新技术解决业务上的困难,审视和推动采购运营文化变革。采购人员还可以通过对采购模式、制度流程的探索与实践,形成一套规范化、专业化的采购管理模式,进行采购方式、方法、手段的尝试和使用,实现采购成本优化、效率提升,同时刺激供应能力的发展,还可能创造全新的采购知识。实践证明,有效的创新采购运营能够使购买的物资和服务与不断变化的业务需求高度一致,而且能对变化作出快速反应。

　　创新采购运营不是一种特定的方法或程序,相反,它是在医院采购中持续改进运营规则来解决特定的问题,却能产生更好的结果,以下列出了一些采购运营创新的方案:

　　(1)预算管理。在采购预算的品类中设计更有控制的零基预算方法,如对医院信息系统的维保费用采购。

　　(2)计划管理。在医院建设项目中采用并行采购的方式,如对医院门诊楼等重大项目采用甘特图管理。

　　(3)供应商调研。建立更丰富的供应商数据库,促进科研耗材的合规采购。

　　(4)市场分析。利用集中采购方法,可以联合对药品、耗材、办公用品等进行采购。

　　(5)决策方法。针对一些与设备捆绑的耗材、试剂,探索总拥有成本(TCO)计算的方法,增加价值比较。

　　(6)采购方式。按照不同品类和金额设置框架协议采购,如零星维修采购。

　　(7)合同管理。对开放合同设置可视化的日常监控,如餐饮的食材外包。

　　(8)采后监督。加强运营过程的绩效监督,如安保服务的外包。

11.2.3 采购运营创新实践

1) 集中采购

药品和耗材带量采购后,已完全成为医院的成本单元,医院管理者越发重视通过集中采购和规模采购实现降低成本的目的。集中采购改变了传统的分散采购模式,以集中统一的管理模式实现物资的大规模购买,在保障物资稳定供应的同时,还可以获得较大的折扣。无论是现在的集中采购、带量采购,甚至医院内部多个项目的合并采购,采购主体全权负责执行共同采购。由于采购量增加,促进更高程度的标准化,就带来了降低价格的可能。以下为3种集中采购的不同情形:

（1）多个医院联合采购相同或相近的产品或服务,如区域内医院之间的医疗耗材的带量采购。

（2）医院内部不同部门购置相同或相近的设备,如检验科和中心实验室同时购置离心机。

（3）不同项目之间包含相同的服务,如两个建设项目中都包含项目监理任务。

对于有同类需求的采购项目,鼓励采购人自愿联合进行采购,提高效益。集中采购模式已经在各地的许多品类上启动试点并取得一定效果。集中采购的预期效益来自通过规模采购可以获得较低价格,并减少采购过程中的重复工作和资源消耗,其主要步骤见表11-1。

表 11-1 集中采购的基本步骤

序号	运行步骤	详细说明
1	设计集中采购流程	召集集中采购意愿的医院,成立集中采购委员会,明确集中采购目的、优劣势分析及适用范围
2	收集集中采购需求信息	收集集中采购品类、功能需求、预估数量等信息
3	开展供应商调研和市场分析	向供应商咨询产品、技术及价格,完善供应品的市场分析
4	确定需求规格与技术要求	审查采购产品信息及市场竞争信息,确定最终需求
5	公开招标	要求具备资质的供应商提供价格报价及技术性能响应情况
6	评标与谈判	接受投标,与集中采购供应商进行谈判,确定合同相关条款,包括基本商业条款、法律条款等,由集中采购成员共同确定中标供应商
7	签订合同	与供应商签订合同,将最终协议通知参与集中采购的医院

收集有意愿参加集中采购成员的需求,通过成员体内部的资源整合,将以往分散的供应商信息数据整合起来,充分挖掘原先分散的供应商信息、物价信息及市场

信息等,统一供应管理途径,形成各种医疗物资(药品、设备、耗材及试剂)规模采购与议价能力,提升医院资源获取能力和整体竞争力。

集中采购可以整合多个医院需求,形成战略联盟购买力,汇总分散医院各自的采购量,充分利用集中购买力而从供应商那里获得更优的折扣。集中采购可以整合供应链,增加谈判能力,结合实时信息共享,协商更好的条件,促进整合以降低单位成本,精简原来分散于各成员单位的采购流程,提高了办事效率,有利于对采购过程的监管,防范采购风险和廉政风险。其主要优势如下:

(1)采购商品的信息系统集成对政策变化具有更强的适应性。

(2)大规模采购可以获得价格折扣,尤其对于一些小型医院而言,因为它们处于严重的谈判劣势,集中采购可以实现持续的成本节约。

(3)可以简化采购操作,确保合同的准确性,提高合同的合规性。

(4)集中供应链管理可以降低运输和仓储成本,降低缺货可能,改善供应能力。

(5)及早发现需求变化,提供有价值的市场分析,以更好地管理供应链。

(6)大幅压缩销售费用,引导资源配置到医疗创新领域,改善创新品供给不足的局面。

医院集中采购确定和筛选各医院中最有意愿的供应品,对集中采购的产品范围应不限于医疗物资,也就是说不仅包括医疗设备、药品、耗材和试剂,甚至对设施、餐饮、办公物资等也适用。这种购买力的整合不仅可以大幅度降低供应成本,而且还可以提高采购效率。集中采购通过建立医院间的长期采购合作关系,从而改善流程、降低风险和成本。但同时需要注意的是,通过集中采购进行的标准化整合可能会降低某些参与医院的个性化需求。

2)框架协议采购

框架协议采购是一种多品种、不确定采购方式,即医院与供应商签订的关于商品、服务或工程的长期协议。框架协议主要包括商品或服务的特定要求、品种、数量、价格、交货期和付款条件等内容。框架协议采购通常采用竞争性谈判、招标或询价的方式进行,从而实现供应商的选择和价格的协调。框架协议采购有如下优点:

(1)简化采购流程。使采购流程更加简单和高效,减轻采购人员的工作量。

(2)降低采购成本。有助于实现成本的统一协调和管理,并通过集中采购的方式控制和降低采购成本。

(3)提高供应商管理效率。可以与管理供应商建立长期稳定的业务关系,从而提高供应商管理效率和降低供应商风险。

(4)保证供应品质。可以通过设定规范和要求,确保所采购的商品或服务符合企业的质量标准和要求,保证供应品质。

(5) 促进采购市场竞争。采用竞争性谈判或招标等方式选择供应商,从而促进采购市场竞争,提高采购效率和水平。

框架协议采购是一种有效的集中采购方式,可以使企业更加高效和灵活地管理和控制采购流程,并提高供应商管理和采购竞争效率,从而保证企业采购的质量、效益和稳定性。

3) 全球采购

全球采购是指在本国之外采购,确保在世界各地能更快地获得他们需要的、高质量的、更经济的产品和服务,以实现增加价值、降低成本,增强业务竞争优势。医院采购也不例外,医疗产品具有天然的全球化特点:医疗指南和共识的全球化、患者临床研究的多中心与全球化、物流体系的全球化,全球采购有利于医院采购产品与服务能力的升级,并且有利于医院专注于自身业务的竞争力,致力于在全球化发展中推动新技术合作,反过来又促进医疗新技术的创新与提高效率(图11-1)。

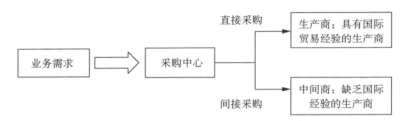

图 11-1　全球采购中的直接采购与间接采购

在全球化医疗资源背景下,医院全球供应整合与产品创新有着更强的关联。越是处在一个快速变化的环境中,全球采购就必然成为其重大战略方向,寻找全球优质供应商,比较与选择质量好、价格优的医疗产品和服务,全球供应链、医疗研究的协作和整合、互联网和电子商务、采购战略和质量管理等对全球采购既是挑战也是机遇,主要表现在以下6个方面:

(1) 某些医疗产品可能必须到其他国家去采购。

(2) 国外某些医疗产品的先进技术和性能是国内产品所达不到的。

(3) 尽管所需产品在国内有其生产线,但是国内生产能力可能满足不了某些医疗的高精度需求。

(4) 可能在国外采购同样的产品比在国内更便宜。

(5) 随着标准化程度的提高,如 UDI 的应用,促进了全球产品供应能力的提升。

(6) 数字化技术的发展与创新降低了全球交易的复杂性。

全球采购变得越来越重要,采购人员不断寻找更好的替代产品,以实现价值最大化。当然,在医院进行全球采购时,更需要有一个高度敏锐和先进的采购部门,以维持链接全球的医疗资源,并不断推动医院参与全球的高水平研究,提升医疗质量。采用全球采购战略也意味着采购人员必须意识到其所带来的相应挑战,如监控质量水平难、交货时间长等问题。

11.3 购买创新产品

11.3.1 创新产品的价值

从全球角度来看,受到纳米技术、量子计算、机器人、生物医学工程、人工智能、互联网、增强现实和3D打印等科技驱动,技术正以前所未有的速度帮助人类监测、诊断、治疗和预防疾病,技术的发展颠覆了人们对疾病的传统认知,呈指数增长的技术发展将推动医疗健康行业的巨变(图11-2)。

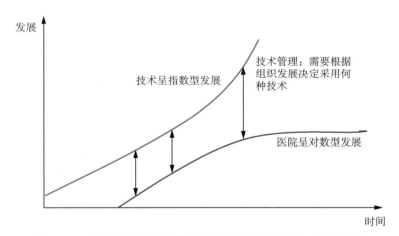

图 11-2 技术和医院不同发展步伐对医院的发展与变革的影响

尽管医疗产品在挽救生命上取得了的巨大进步,但在某些疾病,如糖尿病、肿瘤等方面还存在很大的不足,为满足日益增长的健康需求,医护人员在诊治患者中不断拓展前沿的解决方案,往往能为患者提供最佳医疗措施,实现对疾病的突破性治疗。科学家们竞相应用全新和颠覆性的技术,努力研发新一代的药物、疗法、设备、耗材和诊断试剂,以技术为特征的新产品或服务不断涌入市场,这些产品和服务推动了诊疗质量的提高、改善了诊治效果,帮助患者延长生命、减少痛苦。

从长远来看,医疗产品和服务的开发和交付是医疗创新整体方法的组成部分。为能够在医疗服务的竞争中获得领先地位,医院拥抱创新产品的动力比以往任何时候都更强烈,医院采购部门经常因在采购时没有采取足够的措施来鼓励引进创新产品而被批评。相反,如果某些医院不善于利用新技术,治疗效果会显著下滑,因无法提供优质的患者体验,最终则会失去患者的信任。从这个角度来说,医院创新采购本质是一个由采购技术和创新应用耦合而成的系统,采购部门应支持引入创新的产品、技术、服务及解决方案,创造附加价值,成为医院持续发展的动力。采购创新产品还有许多问题需要解决:

(1)在高度复杂的情况下,可能会推动趋同的采购而不是探索新的选择,这往往会导致一切照旧的惰性而限制了创新采购。

(2)采购评估系统往往偏向于大型的、长期合作的供应商,可能低估了一些具有创新性解决方案的价值。

(3)长期以来采购受到严格的支出管理和问责制的约束,不断加码的规则限制,导致偏向采购成熟和已经过时的技术或服务。

(4)虽然技术不断推陈出新,但采购程序和技术传播之间存在不协调,"官僚主义"和"规则繁琐"阻碍许多更有效、更便宜的解决方案。

(5)医院采购有复杂的评估和流程,往往会吓跑一些具有创新价值的供应商。

医院加快新技术的采购,为业务配置更先进的仪器设备及服务,采用新技术还可以使医院更有效率,能够帮助医护人员在更短的时间内完成更多工作。医院采购是全球性的而且高度互联,使用一个旨在购买成熟产品的系统来购买像手术机器人这样高技术的产品是行不通的。这要求采购人员突破传统思维的想法,支持价值创造和业务创新,包括新设备、新耗材与新技术的获取。创新采购需要大量的准备工作,有时还需要大量的预研究来寻找满足需求的解决新方案,获得真正物有所值的技术和成本节约。

11.3.2 购买创新产品

医疗服务领域的创新可以有多种形式,从药物治疗、外科手术、设备和诊断检测,到卫生专业培训、患者教育管理和服务提供模式等。创新产品的应用也是一个过程管理,在这个过程中,采购人员需要不断去寻找具有创新能力的稀缺资源,但这些稀缺资源往往不容易找到,部分原因是供应商习惯于按既有产品要求来完成交付,除此之外,医院创新采购的业务对供应商也要有足够的吸引力。在规划和实施采购项目时,领先医院的采购部门对产品生命周期相关的信息、人员、运营的影响增大,尤其对市场上的一些新产品和服务,对医院采购人员的要求颇高,需要他们具有高度专业性,并不断增加对外部资源的了解和管理。一个没有现代采购意识的团队不可能承担采购创新的任务。

采用创新产品有助于提高医院的效率和生产力,但前提是医院内部员工具备真正利用新技术的潜力。在医院购买新产品之前,采购团队必须考虑内部和外部因素,了解技术如何与医院业务发展保持一致,并评价技术的优先级。因此,创新采购团队在执行采购计划之前应有充分的准备,需要认识到以下内容:

(1)技术的新颖性。技术发展速度如此之快,以至许多产品在购买一段时间后就失去了优势,所以要探讨科技产品不断被新技术颠覆的可能,所购置的技术将在多大程度上满足业务需求,创新技术是否能让医院处于应用的前沿。

(2)业务匹配和整合。创新技术应与业务发展相匹配,在这个过程中,列出当前业务拥有的技术解决方案,探讨业务发展需要应用什么样的新技术,才能将运营提升到一个新的水平。另外还要考虑新技术是否能帮助业务部门实现目标,新技术是否可以扩展并适应不断变化的业务需求,并尝试了解新技术及解决方案之间是否可以相互集成。

(3)设置成本范围。由于供应商早期研发的成本较高,医院支付中包括了创新溢价,所以价格会较高。医院购买新技术时,成本是需要考虑的最重要事项,事先要对成本做充分评估,考虑价格是否能够控制在预算范围内,并核算医院配置新技术的直接成本和间接成本。

(4)价值衡量。在价值医疗下,需要重新衡量医保支付对新技术的影响,特别是从按服务项目收费到价值医疗的转变下,技术取得成功的概率。

(5)支持以患者为中心的医疗结果。比较新技术差异,能否提供可衡量的患者治疗效果。

(6)用户友好性。新技术的用户界面和用户体验是否直观和易于操作,医护人员可通过培训能快速学习。

(7)安全性。安全性是新技术的核心,需要始终牢记安全性和可扩展性,尤其在数据上云的背景下,必须优先考虑的数据安全。

(8)互操作性。互操作性对于医疗创新至关重要,因为它提供了对患者在整个治疗过程中的总体可见性。新技术与医院使用的其他技术的连接是否顺畅,并能够在整个医疗过程中共享数据以推动质量改进。

(9)稳定性和支持。稳定性是另一个关键因素,须及时了解新产品其修复、维修和更新的事项。

11.3.3 购买创新产品的步骤

由于全球供应链变得更加分散,许多医院正在重新调整自己的采购策略,将更多的注意力放在新产品和新技术方面。采购作为技术前哨,在采购前进行大量需求、供应商调研和市场分析,了解现有和潜在的供应链成员的创新机会,识别市场关键信息以识别新产品,情况越精确、越具体,越有利于创新采购的实施。进行创新产品采购的主要步骤如下:

(1)需求分析。领先医院的采购部门持续探索核心供应商以外的创新机会,根据医院和业务发展方向、主要疾病谱、诊治指南方法原则,采购人员可以利用数据,使用灵活的程序,缩短引进新产品和新方案的时间。采购人员不仅要考虑医院的整体供应链和价值链,还要关注具体业务的发展方向,充当业务创新顾问,帮助识别并推荐新技术、新产品,快速寻找最合适的技术,帮助解决业务遇到的问题。在操作上应用项目核心关键词及项目所属行业,深度"爬虫分析"该行业的热门研究问题,分析关注度,并与项目内容进行匹配度分析,得到该项目研究内容热门程度的信息。

(2)供应商沟通。沟通是采购创新产品中最关键的,也是项目开始时必不可少的,在这个阶段应组建采购新技术团队,进行技术效果的评估。在创新的大环境下,采购部门需要发挥快速沟通的作用,向市场潜在供应商及时传达采购计划,提高供应商应答的积极性,让供应商有时间作出反应,提出响应需求的解决方案,既能扩大供应商竞争范围,也增强透明度。

领先医院在组织架构、员工和流程方面具有优势,虽然采购专业的主要角色是管理和评估供应商、优化供应链、降低成本和风险,但由于他们经常与供应商打交道,比较了解供应市场的创新情况。采购人员可以在创新中发挥前哨作用,他们以市场情报为基础,通过供应产品的研讨会、新的数字工具、开放式创新平台,促进创新探知。在采购过程时经常沟通,以便做好方案的修订准备。采购人员作为新技术引进的前哨,在医院推出新技术之前,采购人员会向供应商咨询诸如以下问题:"行业最先进的技术是什么?""新技术对患者的效果如何?"最终可能会节省医院创新产品采购的时间和资金,并带来更好的采购效果。

(3)选择技术与产品。采购团队鼓励通过竞争,筛选潜在的具备优质特征的新业务合作伙伴,让能达到同样目标的最佳方案脱颖而出。必要时请供应商进行技术演示,甄别易用性与功能等其他性能。在这个过程中,采购部门与其他职能部门密切合作,探索未满足的业务需求并预测未来的技术趋势,确保更高的资金价值和效率,从而提高业务部门使用新技术的比例。

(4)培训和应用阶段。在采购前和采购后培训使用者应用采购的新产品或新技术,可以从较小的范围开始测试该技术,不断扩大使用范围,协助业务部门更快地将新技术推向诊疗服务实践。在开始使用后,需要监控新技术使用过程,跟踪新技术指标,快速识别问题。一旦发现新问题,可以分析和衡量,确定需要改进的关键环节,总结使用过程中的经验教训。

11.4　采购连接创新网络

11.4.1　供应商参与创新

技术创新虽然被认为是宏观经济增长的关键驱动力,但技术创新并不能保证商业上的成功。尽管成功的创新可能很有价值,但创新的本质是混乱的,而且这种创新在质量改进中的作用更为复杂,在短期内甚至是低效的。特别是由于医疗产品创新难度大、风险高、时间长,而且一些涉及重大金额的研发项目,价值未经证实或价值有限,甚至可能构成较大的投入风险,很少有组织愿意承担。所以很多国家为解决各种市场失灵,应用一些采购政策支持科技创新的举措,建立协同合作伙伴关系,支持所产出创新技术或产品的应用,促进可持续发展。

采购部门越来越多地参与医院新技术开发和技术引进过程,并利用外部资源推动创新。采购人员与各种外部和内部利益相关者合作,深度参与产品的开发过程,评估供应商的研发能力,负责识别和选择创新供应商,在新技术应用、实施转化研究、协同创新等方面,为医院带来技术提升的机会。如果采购人员没有充分参与供应链,就不可避免会出现评估不充分或遗漏的风险。所以,采购部门应积极参与创新过程,具体有如下 3 个方面:

(1)发现痛点。研发部门是一个内部价值网络,医院采购与负责推进创新的部门相互独立运营,虽然研究部门负责技术创新项目,但其很少具备采购部门的供应市场知识,这增加了推动以创新为导向的采购难度。采购人员尽早参与创新项目中,共同参与研发痛点、想法和实施方案的交流,提供关于供应链和产品生命周期中改进质量和降低成本的建议。研发人员与采购部门互动,能重新定义开放创新者之间的关系,制订供应商参与策略,并推动大家的参与。

(2)寻找供应商。很少有医院拥有内部创新所需的所有资源和知识,可以独自管理创新项目,对药品或器械的创新也不例外,大多数创新都来自供应商。传统研究创新一直是研究部门的事情,科研部门与外部合作伙伴沟通,负责技术互动。由于其有很多工作要做,不可能去系统地扫描广泛的潜在外部资源,即使从供应商或合作伙伴处发现有前景的想法,也很难有效地参与研究。医院的创新依赖于整合所有的内部和外部力量,而采购部门是很好的桥梁,不仅在成本节约和风险管理方担负主要作用,还可以快速扫描到外部的创新苗头,通过采购和供应商积极推动建立互利关系,使二者能够有效协作,重新配置技能、资产和资源,并最终实现以创新为结果的产品交付。

（3）过程参与。尽管创新不是采购部门的首要目标，但采购参与新产品开发由来已久，采购可以作为研发和创新供应商之间的桥梁，确保在与潜在供应商的互动中同时关注增值。为了应对不同业务需求的挑战，供应商参与创新需要结构化的方法，同步医院和供应商之间的路线图，以便共同协作创新。

采购部门在产品开发生命周期的不同阶段发挥的作用不同。在开发初始阶段，可以寻找外部合作者以及推动解决方案反馈、思考和在产品改进方面获得优势，能够快速地从不同的外部供应商处获取需求，通过协作将业务和供应商聚集在一起，探索创新设计。在开发过程中，采购作为与供应商的外部接口和流程执行者，可以发挥关键作用。利用先进的数字技术，可以与供应商深度合作，构建及时、敏捷、可靠的创新协调体系，实现产业链信息的多维度、多渠道、多形式的深度协调，使合作伙伴可以通过深度协调快速高效地融入业务，确保业务信息全过程安全、直观、多形式展示并可有效监控。加强立项、研发、验收、鉴定和知识产权获取等全过程督导，整合运营规划、价值链管理、伙伴关系来降低成本和增加价值，将采购与创新体系无缝衔接。然后，将各种干预措施系统应用到产品开发中，最终创造出供应商和医院可以共享的新价值。对于复杂或最有价值的创新项目，医院可以与选定的合作伙伴医院建立战略联盟，以知识管理为主线，实现技术创新的全过程管控，将关注节点从申报环节扩展至项目实施的全过程。

（4）创新成果应用。今天的医院非常清楚采购的重要性更体现在与供应链的生态系统合作中获得技术交易的优势，通过合作创新带来新技术和新解决方案，提高医院的品牌地位。采购人员通过促进研发和业务之间更密切的协作，激发创造力，并通过业务增值改变管理和业务部门的关键绩效，这个结果应该是各方共赢。创新团队都需要一种完全不同的采购工作方式，因为它已经成为医院内部创新过程中不可分割的一部分。需要注意的是，采购职能能够引领创新，但这并不意味着采购人员会在放弃认真审查供应品的情况下给供应商开绿灯，采购部门也必须确保创新项目内的协作能够实现并受到监控（图11-3）。

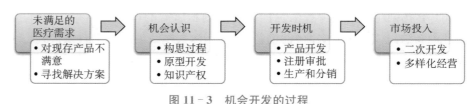

图 11-3　机会开发的过程

11.4.2　采购连接创新网络

1）采购连接网络创新

如果没有外部合作伙伴关系，医院现在比以往任何时候都更难以跟上技术进步和创新的步伐。激烈的竞争要求医院通过整合内、外部资源不断提高竞争力。传统的行业界限正在变得模糊,因此有必要从现有和新的未知供应商中寻找创新。为了达到更理想的状态,医院需要把知识网撒得更广。网络提供了一种连接人员、想法和信息的途径。创新网络意味着医院与其他组织之间的接口、合作、协调甚至协作的潜力,网络在各方的信息互联之间提供更大的连通性,形成一个复杂的自适应系统。在网络中,所有各方相互连接并相互共享信息,与没有连接时相比,每一方都可以访问更多的信息,这也意味着各方都可以随时与网络上的其他人分享自己的知识。

创新网络是将技术创新与具有吸引力的新市场联系起来的桥梁。在开放创新网络中,医院技术投资的战略决策不是静态的内部战略选择,而应着眼于外部动态力量,创新网络允许医院、研究机构和供应商之间更好地协作,在许多情况下,他们之间互动类型会成倍增加,并提高实现目标的效率。有效的创新网络,帮助医院增加其知识,从而有效地督促医院改善响应以确保高质量完成患者诊治任务。因此,整合创新网络是医院动态能力的集中表现,即在原有技术的基础上,通过整合新的技术资源和患者需求,产生新的竞争优势。创新网络正采取各种创新试验策略,包括新的试验设计和人工智能等新技术,以缩短新产品上市时间。

在网络系统激烈竞争的时代,创新网络不仅仅是医院将享有更多的选择权,潜在的供应商也有更多的选择权。如决定加入哪个网络系统;在创新网络中实现学习、创新和成长的良性循环,应当具备哪些能力;是否要吸引某些领域有特定能力的合作伙伴,或者有渠道可以交付和互补的合作伙伴等。

采购部门联系多个制造商和供应商,这是一个令人难以置信的优势,它可以识别和寻求其他组织发现增长机会和创新。无论未来以哪种方式合作,开放式创新更注重价值链优化和互动,合作伙伴在创新过程中都将发挥更广泛的作用,提高竞争力。医院及其供应商和合作伙伴构成了整个创新环境中的关键网络系统,采用供应商视角去管理网络系统对创新具有独特的贡献,而这样的网络系统对于创新实现也至关重要,网络的价值主要体现在以下活动中。

(1)知识网络。医院的成功将取决于相关联的患者需求、支付政策、供应商合作创新,以及在这个网络上是否能有效形成资源配置、创新能力的互补。许多创新需要不同领域和行业的密切合作和协调,创新网络的优势在于其使医院能够发现新技术、新解决方案、新想法并尽快实施,促成开发一个动态的知识网络,以捕捉传统价值链内外的创新。创新管理中的一个重要方面是外部知识的最佳整合,因为创新越来越多地来自以各种方式互动的供应商网络。采购可以帮助医院识别用于其他跨行业的想法,或者识别现有产品或技术的机会。网络中技术、产品、市场、资本和医院等相关基本要素组合后,形成一张无形的技术组合之网,正是这些技术的融合以及它们在物理、生物和医学领域的相互作用,使得医学领域发生了根本性的发展。

　　(2)增进产学研互动。在传统的供应链中,合作关系和激励政策往往彼此对立,提供复杂的解决方案,还需要管理复杂的交互,依赖于合作伙伴之间的知识交流,展开试错性实验。在一个网络系统中,积极的网络经济依赖的不仅仅是网络系统中客户和合作伙伴的数量。网络系统产生的价值也会受到参与者之间互动的强度、互动的类型、合作伙伴能力的多样性及互动的质量,尤其是参与者创新知识的数量的影响。

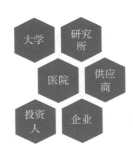

图 11-4　产学研用
　　　　合作平台

　　如图 11-4 所示,现在大学、医院、研究所和供应链合作正形成引领生物医学合作的浪潮,形成以创新成为核心的合作伙伴网络,创新网络的建立使得在创新发展中引入不同的观点成为可能,创新网络成为利用外部创新知识、提升自身创新能力的重要手段。创新网络成员履行其在创新网络中的职责,贡献创新专业知识,提高创新开发和实施速度,快速提供必要的资源,并更快地将新发现应用到医院诊治服务中,以应对人们持续生活质量提升的需求。

　　(3)开发网络系统可以为医院创造更大的价值,这是任何一家独自运营的医院难以企及的。传统供应链和价值链在设计上是线性的,正逐步转向协作网络设计,这种设计可以快速响应不断变化的需求,许多创新想法来自不同行业和方法的交叉融合,可以通过平台进行跟踪所有创新项目的实时状态。创新网络的成员将先进知识和发展趋势引入医院,对医院的创新能力具有积极影响。共创模式是一个多方合作的系统,通过共创系统成员的讨论、评估和协作,医院采购和科研构建了一种新的交互模式,创新生成机制将创新投入转换为创新成果的功能系统,数字化、自动化和分析方面的发展可以为新产品开发释放前所未有的潜力。

　　2)创新网络实现价值创造

　　人口结构的变化,如老龄化的增加、出生率的下降,对医疗卫生服务的需求不断增长,患者会向医生提出他们所要求的解决方案。虽然手术和患者的数量一直在增加,但提供服务的医生数量却保持相对稳定。随着新的法规、新的支付模式和医疗服务交付模式的出现,医疗服务格局正在不断变化,价值创造取决于创新服务带来的质量和安全性的提升。与其努力在成本或质量上竞争,不如成为价值创新者,在竞争对手尚未探索的领域寻找新的市场空间,从而建立独特的创新优势。价值创新者会关注竞争对手,但不一定以他们为标杆。从利益方面上来说,要考虑新系统给价值链上各方带来的利益或损失是什么。每一家医院都追求创新,而且寻找质量提高的第一要务就是"创新",然而,无论创新构想多美好,成功的创新仍然不多。也就是说,医院的创新如果打破了固有的生态系统,那么就需要新的生态系统来配合。这个系统里,有的路径成熟了,有的还在发展。创新网络产生大量的创新产品和新技术,但这些并不是吸引患者的主因,吸引患者的是能够给患者提供诊治结果的价值,价值创造比技术创新本身更有可能导致创造成功的产品或服务。价值创新的逻辑正在转变中,见表11-2。当技术创新产生价值增值的时候,就会改善患者的生活质量。相反,没有真正价值增值支持的创新技术可能会引起轰动,但不太可能成为引人注目的产品或服务。

表11-2　创新网络中价值逻辑的转变

创新网络价值维度	传统战略逻辑	创造价值逻辑
行业假设	行业的环境条件是给定的	行业的环境条件是可以塑造的
战略重点	采购应该打造竞争优势,目标是打败对手	采购应该追求通过总价值增值,而不仅是对标竞争对手
供应商	医院应通过进一步细分市场和定制化来保留和扩大供应商,它应该关注供应商价值取向的差异性	瞄准绝大多数供应商,聚焦价值取向这个关键共同点
资产和能力	医院应该利用现有的资产及能力	不局限于它已有的资源
产品和服务	行业传统边界决定了医院提供的产品和服务	从满足患者需要的角度,最大限度地提高产品和服务的价值

创新网络不仅仅是一个物理的东西,它是一个由连接节点组成的系统。创新网络可以简化为供给侧的技术和需求侧的市场,由各种各样的人、医院和技术组成,它也是一种服务结构,通过技术将彼此的人们联系起来。这些节点协同工作以生产并分配商品和服务,是以技术新颖性和不确定性为特征的创新,有助于医院促进与供应商更深入地合作,并建立一个网络系统,从而实现医院更大的目标。

创新网络就是技术和市场的新组合,它可以集中有形和无形的价值服务于患者。外部来源的创新通常比来自医院内部的商业化速度更快。如图11-5所示,采购应当支持应用科技创新,发挥政府采购市场的导向作用,促进产学研用的深度融合,推动创新产品的研发和应用。

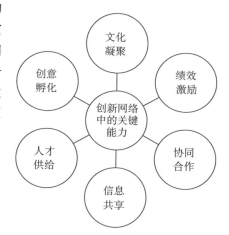

图11-5　采购在创新网络中的关键能力

建设战略采购、价值采购、阳光采购的科学采购体系,构筑安全、可靠、有相对竞争优势的健康产业链,这将帮助医院重新勾勒采购所应该具有的定位和功能,而这些在很大程度上颠覆了对采购定位的传统观点,或者对采购边界做了大大的扩展。为支撑产品持续领先和医院不断获取成功,鼓励产业链主要合作伙伴积极主动地在早期介入研发,构建长期稳定的伙伴关系,建立合理的利益分享机制共享合作收益。维护健康的产业环境,打造与供应商合作共赢、可持续发展、有竞争力的健康产业链,医院需要向可持续的商业模式转型。

快速变化的环境带来了采购职能运作方式的改变。采购具有独特的优势,可以引领整个组织的创新。从最初提出的成本导向,转向连接研发和供应商的新角色被称作的"创新采购"。采购部门负责管理整个供应链的重要驱动因素,不论是在信息管理还是职能职责方面,采购部门都应承担对医院价值链重塑的作用。并主动优化供应策略,鼓励创新业务发展,对新方法更加开放,刺激供应商参与创新产品。

创新扩散机制是以医院采购者、创新提供者、采购跟随者和创新模仿者为主要参与者,以实现创新成果转化和市场规模扩张为主要目标的功能系统。医院创新采购存在学习效应,来自医院采购的反馈对推动创新成果进一步优化和完善、降低生产成本具有潜在的重要价值,进而为产品推广奠定基础。在创新推广过程中,医院购买与应用创新行为向潜在用户甚至潜在创新模仿者传递了信号,形成示范效应。

如表11-3所示,网络系统能够实现专注与业务聚焦,同时为有不同需求的患者量身定制不同的治疗和服务方案,能够依靠供应链或创新网络提供定制化产品,满足特定患者的需求。新产品组合、新客户解决方案,这些方式有一个共同的特点,需要通过这个过程来发现新的价值增值。这种新价值不是按照预先的规划,而是不断被挖掘识别,它们由现有的各项元素合成而成,发现新的价值来源需要借助网络系统所擅长的关键能力,如快速、联合学习以及创新的巨大潜力;善于发挥不同参与者的能力,并通过产品化将他们聚焦于一个共同目标,紧随不确定、快速变化的环境,进行同样快速的资源分配调整。这些将推动网络系统的共同目标,经过动态协调,从而推动创新和改进,最终从网络经济中获益。

表 11-3 创新网络正在改写竞争规则

竞争优势	医院间竞争	创新网络的竞争
成本优势	内部的规模经济	合作伙伴之间的网络竞争
差异化	基于医院内部的创新和品牌建设	基于在网络系统中产生的学习创新,利用合作伙伴来增加知名度
聚焦	专注于优化产品和产品策略	借助合作伙伴来扩大业务范围
敏捷性	组织的变革、管理和重组	发挥网络系统的自组织能力

今天许多产品和服务依赖于采购职能,实现共享那些复杂、隐形、非结构化的知识。技术推动着合作伙伴进行全新的、跨界的合作。当前的互联网时代,也是一个跨界融合的时代。跨界整合将赢得时代的未来,跨界资源整合正成为经济全球化、竞争与合作的重要方式。医院采购创新理论在跨界整合中的应用可以进一步深化推进基于医院采购创新的跨界融合模式,不仅具有理论意义和学术价值,而且对互联网时代的管理实践具有指导作用。跨界交互视角下的医疗产品创新,大量医疗产品在产品创意、原型和临床研究阶段都展现了医院与供应商之间的合作潜力。从基因测序到纳米技术、量子计算,以及互联网的应用物联网和各类先进设备无处不在。目前医院的跨界创新主要体现在以下 3 个方面:

(1) 产业融合。超声设备、手术机器人;

(2) 功能融合。3D 打印骨科器械、磁共振分子成像技术、内窥镜下开发技术;

(3) 数字化与实体融合。智能康复机器人和智能会诊系统。

网络系统是个动态的有机体,可以随市场条件的变化而不断调整,合作伙伴的不断加入和退出使得网络系统可以适应外界变化。医院是否有能力和决心去改变原有的供应链,或创建一种不同于传统采购构成的网络架构,让医院专注于擅长的领域,并在合作伙伴有优势的地方发挥其智慧,实现更快创新。

未来可持续采购

12

12.1 可持续采购

12.1.1 可持续采购概念

  影响全球的环境和社会挑战日益严峻,医院现在将可持续发展作为战略目标的优先事项,逐渐将可持续性融入日常采购实践中。采购的职责不再像以前那么简单,只关注成本节约和控制支出的日子已经一去不复返了,采购已成为医院可持续发展的重要执行部门。医院采购部门根据业务需要采购货物和服务,推动采购与业务目标保持一致,创造增长机会,并与主要供应商及研发等部门合作,考虑整个生命周期的影响,通过对供应商选择,将环境、社会、经济等可持续发展责任嵌入运营流程和决策中,实现产品或服务的差异化,让更好的产品或服务应用到临床实践,为患者的多层次需求提供创新解决方案。采购人员时刻关注环境、社会和经济因素的影响,并通过供应商选择来执行和推动可持续发展。

  (1)环境因素。在整个生命周期背景下,选择更高价值的产品和服务,包括遵守环境和目标,清除供应链中的危险因素,加强环境资源管理、减少二氧化碳排放、利用可再生能源、清洁水管理及医疗废弃物管理等保护生态系统,降低环境风险。

  (2)社会因素。通过公平贸易、健康与安全、降低儿童死亡率和保障孕产妇健康等措施,促进人人享有健康的生活和福祉,支持医院选择负责任的和道德的供应商等,如在产品选择时减少塑化剂的使用,支持有创新能力的供应商。

  (3)经济因素。新型采购模式使采购部门不仅要考虑成本,还要实现采购价值的最大化,如再生经济、可持续经济发展、支持新冠肺炎疫情后的经济复苏等。

12.1.2 体系结构治理

  可持续采购被视为一种"软"治理机制,鼓励市场应用可持续的产品,提升资源使用效率。采购人员检查和评估其供应链上游和下游的外部合作伙伴,审查供应商提供产品的众多要素,例如产品材料成分、健康和安全、多样性等,通过应用连贯和可持续的采购流程,减少对环境的负面影响。采购体系的治理包括实施管理和监督采购活动的组织结构和策略,只有当采购部门的准入要素与医院可持续发展的目标保持一致时,才能推动采购变革。但在医院可持续采购实施过程中,医院目标、组织架构、运行机制等方面还存在着一些不完善的地方,需不断改进优化,并调整激励和绩效管理系统,以确保采购团队与内部业务在可持续发展方向上保持一致。具体包括如下内容:

(1)医院结构治理与流程的融合,统筹岗位人员要求,为医院采购与可持续发展的全面融合创造条件。

(2)可持续采购影响采购决策,拓展价值最大化的采购目标。

(3)可持续采购的价值观影响采购选择,通过采购活动确保核心业务发展需求传导到供应商端。

(4)向市场和供应商发出可持续采购的信号,选择可持续性、创新以及更负社会责任的供应商及其产品。

(5)采购与业务协同可以帮助医院在改善运营、风险规避、财务绩效、技术领先和患者满意度等方面带来更多价值。

(6)宣传环境保护对医院和患者重要性,增加医疗的人文关怀。

12.1.3 可持续性评估

采购部门承担着医院运营、风控的角色,将可持续发展嵌入与整合到医院运营和业务服务中,起到优化管理决策、及时预警风险、有效实施监管的作用。在快速变化和日益多样化的市场中,要在环境、社会和经济治理的问题上取得有效的成果,采购成为可持续进程的关键所在。领先医院每年都会发布可持续发展报告,有助于医院全面衡量各类可持续性方面存在的问题,了解自身面临的风险和机遇。

1)供应链的可持续性评估

医院设计和部署采购策略,提高采购的可持续发展能力。采购人员在贯穿其所购置产品和服务的整个生命周期中,涵盖从产品准入、供应商关系管理的所有环节。为加强医院采购绩效和稳定性,医院与生产经营有稳定保障的供应商长期合作,了解其采购的货物和服务的来源,增加对供应商可持续性的期望和要求,与其建立战略合作关系,落实客观、科学的供应商绩效评价和监督机制,通过分析评估供应商与竞争对手的情况,发现供应链中相关的或隐藏的风险。此外,通过对供应链和产品数据的收集、分析、对比和监督,采购人员可以使用量化数据来衡量、监控供应链的以下具体过程,促进供应链的优化。

（1）供应链管理会充分考虑环境问题的作用。

（2）供应链管理体现并行工程的思想,确保及时交付。

（3）供应链管理强调供应商之间的数据共享。

（4）供应链管理是闭环运作,高度关注退货等事项。

（5）供应链管理充分应用现代网络技术,可以实现资源的最优配置。

（6）产品选择上,确保供应商的产能和质量进步能够满足医院不断增长的需求。

（7）加快信息公开步伐,搭建信息化、智能化的内控管理系统,可以全程自动保存采购项目数据,自动形成采购项目绩效评价分析。

（8）通过建立敏捷供应商系统,将风险作为关键维度纳入供应商选择标准。

2）绿色评估

绿色采购是指应当执行国家相关绿色标准,以不破坏环境的方式获取物资的过程。采购部门在各个阶段都要求符合环境标准,推动环保、节能、节水、循环、低碳、再生、有机等绿色产品、相关绿色服务和绿色基础设施的应用,促进绿色低碳循环发展。在执行阶段,绿色评估包括在采购、运营、维护、回收和处置等过程中,鼓励环保技术的推广和应用,选择具有绿色理念的供应商和解决方案,减少环境对健康的不利影响,督促供应商遵守环保标准,优化现有供应商的治理。绿色采购的具体评估包括以下内容:

（1）供应商遵守环境相关的法律法规,主动对供应品进行环境评估。

（2）审查认证。通过有效管理,减少对环境有害的温室气体和其他排放物,负责废物管理和处置。

（3）医院始终力求节约用水,减少浪费。

（4）电脑硬件处理,计算机和配件需要环保回收利用,减少硬件垃圾的产生。

（5）修改医院膳食计划,确保入院患者获取均衡的营养。

3）经济和社会可持续发展

世界各国的可持续发展阶段不同,发展的具体目标也各不相同,但其本质应包括创造保障人们健康的社会环境,改善人们生活质量,提高人们健康水平。医院发展要求改变传统的以"高投入、高消耗"为特征的服务模式,提高经济活动中的效益、节约资源。良好的医院管理和公益性是可持续发展的基础,医院不仅重视经济增长的数量,更追求经济发展的质量,保持服务的连续性、稳定性,促进医疗高质量发展,稳步提高社会保障水平。采购部门应当以有助于实现经济和社会的可持续发展为目标,包括支持科技创新、支持绿色发展、维护弱势群体利益等,提高支出管理能力,继续用好管好常态化资金机制,扩大所有财政资金的绩效管理覆盖面,切实做到花钱要问效、无效要问责。经济和可持续性发展体现在以下 5 个方面：

（1）离开经济支撑的医院，可持续性不足，而离开科技支撑的医院，竞争力不强。

（2）强有力的可持续采购政策不是仅仅关注采购结余，而是尽可能提升社会效益。

（3）强化预算管理，规范采购流程，实现采购的统计分析和预测预警，增进交易管理与执行环节的协调联动。

（4）着眼于与优质供应商的长期合作，实现在整个生命周期中购买、维护、操作和处置的总价值更高，总成本更低。

（5）加强采购的信息化建设，实现采购科学化和精细化管理。

12.2 采购风险管理

12.2.1 采购风险

采购过程涉及的流程环节很多，经常发现采购到的产品质量差、价格高，采购过程难以控制的情形。同时，不同的采购品类都有不同的管理规范要求，采购工作变得异常复杂和多变，导致采购不难但规范采购难的局面。在业务需求、预算立项、供应商和市场调研、招投标、采购合同签订和采购订单执行的管理中，经常遇到如下各种风险。

（1）医院采购资金主要来自财政资金、专项支持、科研项目和自筹资金等渠道，这些资金的采购方式形式多样，采购规则、方式不统一，不可控因素太多。

（2）供应商管理分散，没有集中的供应商主数据管理，信息无法共享。

（3）缺乏统一的供应商管理体系，资质认证不规范，供应商管理风险大。

（4）采购过程中涉及采购招标公告、招标文件、中标通知、合同签署、订单签署和对账付款单签署等大量手工工作。

（5）供应商协同难，与供应商的交互信息多。传统方式下，主要依靠人工、邮件、电话和微信的方式来解决，工作量大，效率低，也容易出错。

12.2.2 风险识别与评估

采购是医院支出的主要渠道，而采购风险是影响医院成本、效益的最大因素之一。虽然医院采购人员借助采购工具也积累了相当多的风险控制经验，但仍面临诸多困难,如不遵守规则、内部控制不力等,都会导致采购风险增加。医院风险管理包括风险识别和风险评估,是控制风险并审查控制措施的主要方法。虽然完全避免风险几乎是不可能的,但通过评估采购风险的发生概率和潜在影响,可以全面了解采购风险,积极参与协调反馈,尽早识别供应商风险并作出及时的应对措施,可以降低风险发生概率和损失。医院采购在诸多方面都有潜在的风险,常见的采购风险类型如下:

(1)外部事件驱动的不确定性。法律合规性风险、新的法规引起的风险。

(2)合规性及监管风险。资产安全风险、报告真实性完整性风险。

(3)价格波动风险。由于原材料、市场竞争、汇率等引起的价格波动的风险。

(4)招标风险。欺诈和腐败风险,招投标环节风险,供应商的不诚信甚至违法风险等。

(5)延期风险。货物不符合订单要求和交货延迟风险。

(6)隐私风险。数据丢失、未经授权的披露造成的风险。

(7)技术风险。除连接设备中的故障外,包括对数据保密、确保其完整性和维护可用性。

(8)声誉风险。产品故障或负面评论造成医院可能被负面评价的可能。

提前主动防范潜在的风险,需多方参与采购的日常管理与专项检查,开展风险评估和内部控制评价,时刻保持警惕,及时排除制约进度的相关因素。在采购过程中,对于医院采购的风险识别,主要评估需求是否合理,是否经过供应商调研及市场分析,是否有造成有失公平的技术要求而降低实质性竞争等。采购人员密切跟踪项目的计划情况,关注可能影响项目进度的相关信息,应与供应商建立直接、高效的协调机制,出现问题后及时纠正。

领先医院正以数据为导向,前瞻性构建有效的风险评估和风险管理工具,致力于通过持续改进所有业务流程,构建完整的、数字化的供应商管理流程,从供应商引入、认证以及绩效等各个环节进行结构化信息评估(图12-1)。在医院内部整合风险报告需要采纳不同的监管要求和意见,医院风险报告的价值在于确保考虑采购对可持续性问题的影响,以及风险处置、整改过程,最终形成风控分析报告和报表。风险报告的编制需要多维度、多视角对医院管控现状进行分析和展现。

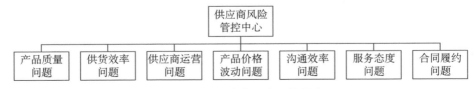

图 12-1 供应商风险评估制度

12.2.3　采购风险治理

采购风险治理是一项战略投资,旨在保持医院竞争力和可持续增长,希望为各种可能的危机和冲击做好准备。治理方式可以基于概率分析的风险评估和预测,在管控流程方面对主要风险要素的可能性、严重度进行预警,追溯查询出现预警的原因及相关数据并进行细节分析,通过设置管控红线,让采购人员在安全的环境中切实履行采购工作。

风险管理贯穿于采购全过程的各个环节。明确规定项目审批与审查、招标采购、合同签订与履约等招标采购项目的基本流程,规范、细化流程管理制作流程图,确保其合理性和可操作性。风险治理需要从经验和研究中不断地学习,透明和负责任的风险管理系统可以促进风险治理。在风险预防和缓解方面进行更多投资,例如对保护性基础设施的投资,灵活的备灾、应对和恢复能力。采购风险治理体现在以下实践过程中:

(1)协助提高监管质量,促进竞争、创新、经济增长,实现重要的社会目标。

(2)支持制订良好的监管措施,帮助实现更好的社会、经济和环境目标。

(3)依据法律法规、规范原则、绩效标准,评估可持续性方面的绩效,将医院采购实践中的风险降至最低。

(4)医院社会责任为业务增加价值,并使医院找到新的价值增长方式。

12.2.4　风险预警机制

采购人员每天都要处理大量的数据、多样的沟通问题和复杂的技术问题,同时还要对接数量越来越多的供应商,并分析数量有限的可靠风险监控信息。因此,对于采购人员而言,在管理风险的同时兼顾数字化系统开发和项目实施是富有挑战性的。

传统风控系统仍为文件形式,风险的识别、上报、处置及整改的闭环管理过程与合同、印章等实际业务场景关联度低,由于各个系统的数据都是信息孤岛,只能人工发现问题后上报,落地执行困难,进度、质量难以监管。可持续采购绩效为最佳实践提供了坚实的基础,但需要更多的努力和创新。提示采购不仅要结合医院制度与流程,深化采购标的物的核心技术、功能需求,也需要从竞争市场收集更多的备选方案、供应商调研及市场分析资料,整合内部和外部信息,加速决策,实现增值采购目标。

医院采购信息平台建设尚处于起步阶段,整体水平不高,由于风险控制体系的实施往往缺乏有效的工具和系统集成的能力,难以提前预警。医院采购需要具有共同约束的立体监督,有责任保持全程监控,甚至报告其采购策略。采购项目全过程信息公开,推动监管向前迈进,提高监管水平。因此,医院应借助信息化、智能化技术,构建采购内部控制管理体系,将项目立项、准备、组织、实施及完成的全过程融入系统管理。医院采购在供应商生命周期的不同阶段扮演着审查角色,通过智能的大数据分析,对供应商运营情况、供应商所处的地理位置,供应商合法合规状况等维度信息进行预警,识别潜在风险后,以快速响应风险所带来的各种问题,发起风险应对措施,并将风险降到最低,为医院打造智能、安全供应链体系提供有力依托。

医院采购信息平台有助于档案更好的保存,有一些特定的平台维护供应商目录,包括其合规性、认证和环境、社会和公司治理(Environment,Social Responsibility,Corporate Governance,ESG),还有助于提高供应商的透明度,与整个医院的主数据集成,这反过来又会为管理层提供医院的整体看板,帮助他们清楚地了解采购对其业务不同部分的影响。

建立数据关联,相互协同,形成贯穿年度风控常态化工作的管理流程和管理表单,明确流程节点上的责任部门和输入输出。数字化采购集成通过构建风险与合规管理生态系统,将风险与采购管理无缝融入采购流程,自动监控各个环节的采购行为和审计跟踪,对每个环节、每个时间节点,实现信息化智能提醒和预警,督促按规定开展医院采购工作,如提醒采购商按时答复查询、退货定金、签订合同和公告等。实时监控、识别和升级供应商风险,持续定位高风险区域,建立前瞻性的风险控制和规避机制。建构数字化预警可以实现以下优点:

(1)支出实时可见性,如果没有总体可见性,就无法确保支出信息每天可访问。实时可见性能确保快速识别合同或首选供应商以外的任何支出,从而使审批者能够在问题恶化之前纠正方向。

(2)查看采购订单的创建流程,确保完整性和准确性,验证采购订单的各级审批及授权。

(3)审查异常并确定需要采取纠正措施的潜在领域,以优化工作流程和程序。

(4)决定是否使用职责分离来防止买方和审批人角色之间的利益冲突,以最大限度地降低风险。

(5)审查商品和服务采购方式,特别是那些被设定为单一来源的商品和服务,以发现潜在风险。

(6)评估合规性、价格、质量和声誉的要求。

(7)审查合同管理程序和流程,并为整个采购职能部门及其他部门的所有利益相关者提供必要的合同数据。

（8）对供应链详细审查，以确保供应商完全符合法律、行业和合同要求。查看发票处理工作流的完整性、准确性，重复付款、不准确或欺诈性付款和计划外的支出，以进行特殊调查和更正。

（9）医院可以了解其根据预算和财务期间的支出活动。这些信息使团队能够更有效地进行预算，作出明智的决策，并降低成本和减少浪费性支出。

12.3 合规性治理

12.3.1 内控制度建设

正式采购程序应包含严格的医院内部控制要求，对于采购而言，内部控制贯穿于业务运作的全过程。内部控制是组织有效运作以实现其目标而实施的机制、规则和程序（图 12-2），其强调通过组织、计划和程序，在组织内部形成相互监督和制衡的氛围。内部控制涉及组织管理的方方面面，具有普遍性和复杂性。健全的组织架构是保障物资采购顺利实施、防范廉政风险的前提，明确工作程序和岗位职责，强化监督制约机制，落实绩效目标要求。如采购经办人员与负责采购合同审核、验收人员的职责权限应当明确，并相互分离。

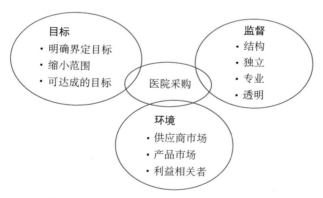

图 12-2 医院采购目标—监督—环境关系

建立制度的目的是保证医院的有序运行，提高效率和效益。所有医院都必须建立科学、完善、有效的规章制度，以确保战略的有效实施和有序运行。而且各个环节紧密、环环相扣，从而形成岗位之间相互配合、相互制约的内部环境，保证业务的顺利开展，并降低内部和外部业务风险（表 12-1）。理想的控制系统是组织日常活动的一部分,通过它能够发现组织活动的缺陷,满足业务目标并确保运营系统的效率。如采购公布、审查和遵守职责分离的授权,落实采购计划的公开,减少部门未能遵守采购准则或未密切跟踪预算而遭受的财务损失。这些可确保财务和会计信息的完整性,促进问责制和防止欺诈,实现执行采购的合规性。

表 12-1 内控制度建设

序号	维度	内容
1	确保职责分离	严格设置不相容岗位的职位,将采购任务按能力和责任分开,以确保没有人可以完全控制采购活动,同时保持了问责制和提高了透明度。未将这些职责分开可能会导致未经授权的购买、欺诈
2	完整、透明的数据	更具战略性的采购、更好的决策制订以及改进的财务报告,这些数据可以自动捕获、组织和存储,以便随时访问
3	采购流程设置清晰	从采购订单到财务报告,有效的内部控制将有助于医院实现其目标,同时最大程度地减少浪费和提高绩效
4	自动化预防性控制	预防性控制是阻止错误和欺诈的最有力和最积极主动的手段,这些控制措施减少了事后反应或被动反应,增进合规性,简化了工作流程,并减少了人为干预
5	内部侦测控制	采购报告软件工具可以简化并实现基于历史数据的采购、费用和交易数据,准确实现按需报告
6	透明的审计跟踪	分步记录执行采购过程中的所有活动推动问责制。跟踪记录采购周期的费用报表以及完成每笔交易所涉及的日期、时间和使用者,增进采购透明度

内部控制系统增加了资产运营效率和财务报表的可信度,可以防止欺诈行为或资源浪费,但实现内部控制是一个可持续的过程。有效的内部控制不仅需要制订程序或规则,还必须结合采购实践,才能创造更有效的效果。为确保这些程序符合要求,可以对如表 12-2 所示的几个维度进行设置。

表 12-2 采购内控要求

序号	内控维度	具体内容
1	预算内控	预算控制的方法主要包括预算授权控制、预算审核控制和预算调整控制,没有预算批准,不得更改、分拆和合并
2	采购计划	采购工作正在发生变化,重点从议价转向支持业务发展的计划、预算和绩效管理等
3	需求内控	医院应通过制度规定,强化采购人在采购活动前或采购活动中提供或获取合理和明确的需求,建立采购结果科学合理的评价依据和指标体系
4	供应商调研和分析	供应商调研是确保全面了解市场产品和服务匹配度的关键步骤

序号	内控维度	具体内容
5	招投标内控	大型采购决策不应只决定采购金额和采购项目,还应包括交易的关键要素,如采购方式的确定和技术参数。对复杂性、专业性强的经济活动,要遵循集体研究、专家论证和技术咨询相结合的决策原则
6	合同内控	加强采购合同管理,健全价格管理规章制度,对价格的制订、调整和执行进行有效的监督
7	质量验收	确保采购的货物与合同及其附件内容的名称、型号、数量一致,需要仔细鉴别,甚至通过一定的检测手段来区分
8	付款内控	医院对采购预算、合同、相关凭证等内容稽核,合理选择付款方式,加强预付账款和定金管理
9	档案内控	在验收管理、合同、产品资格、供应商资格、目录库管理及供应商评估等方面逐步实现对大量纸质文件的备案编号,推进档案信息化管理

12.3.2　合规性审查

医院采购信息平台有助于更好地保存档案,有一些特定的平台可以维护供应商目录,包括其专业、合规性、认证和 ESG 评级。为了提高采购绩效,组织必须整合合规性指标和审查流程。"无规矩不成方圆",在医院的经营活动中要更符合规则,才能保证医院采购活动按照正确的方向运行。如果合规性执行不力,医院将面临声誉受损、代价高昂的罚款、潜在的诉讼风险。因此,坚持合规管理在医院经营中显得非常重要。

制订合规要素清单。合规性要素是一组特定的指标,旨在衡量组织的合规性。采购合规要素清单可以有效地实施合规管理和降低风险,使用有针对性的合规性监控指标构建强大、灵活的合规计划所需的工具和技术。内部采购控制应推动的采购项目公示、供应商接洽、公开招标、阳光平台及更广泛的联合采购举措,可以通过增加透明度,准确记录过程,确保沟通和记录的一致性,每个员工在为医院或代表医院购买商品和服务时,都应遵循医院既定的采购规范,查看供应商是否符合绩效要求,并可以快速识别交货时间、质量控制、支付等方面的任何问题,这样可以更有效地跟踪采购合规性,从而提高生产率并节省更多机会。

与采购过程本身一样,审计程序因医院而异。医院需要遵守各种标准、法律、法规等。医院可以从内部合规性审查过程中确定哪些是有效的,哪些需要采取纠正措施。确定合规问题的根本原因,并更好地使其免受潜在风险的影响。通过数字化采购流程,法规遵从性变得更加容易。合同都应保存在集中式数据库中,以便所有相关决策者能够访问任何供应商的条款、条件和采购历史档案,确保满足价格、交付和付款条件。

　　不充分重视法律法规,将对医院经营产生重大的负面影响,如声誉受损、交易被禁止、经济处罚和损失及竞争优势和机遇丧失。与此相对,遵守法律法规的要求并利用法律武器维护自身权益的利益也是巨大的。

参考文献

［1］ MARQUES L. Sustainable supply network management［J］. International Journal of Productivity and Performance Management，2019，68(6):1164 - 1190.

［2］ GOHAR F，MASCHMEYER P，MFARREJ B，et al. Driving medical innovation through interdisciplinarity: unique opportunities and challenges［J］. Frontiers In Medicine，2019，6(2):35.

［3］ SCHNELLER E，ABDULSALAM Y. 2017 healthcare supply chain trends survey［N］. Nashville: Healthcare Purchasing News，2017，41(6): 74.

［4］ NEUTZLING D M，LAND A，SEURING S，et al. Linking sustainability-oriented innovation to supply chain relationship integration［J］. Journal of Cleaner Production，2018，1(172): 3448 - 3458.

［5］ FOERSTL K，SCHLEPER M C，HENKE M. Purchasing and supply management: From efficiency to effectiveness in an integrated supply chain［J］. Journal of Purchasing and Supply Management，2017，23(4): 223 - 228.

［6］ 白旭飞,线江南,单强,等. 基于知识图谱的供应商360度全息画像场景应用[J]. 电子技术与软件工程,2020(16): 184 - 186.

［7］ KNIGHT A K，BLESSNER P，OLSON B A，et al. Strategic sourcing and corporate social responsibility: aligning a healthcare organization's strategic objectives［J］. Journal of Purchasing and Supply Management,2017，23(2): 94 - 104.

［8］ KILUBI I，ROGERS H. Bridging the gap between supply chain risk management and strategic technology partnering capabilities: insights from social capital theory［J］. Supply Chain Management: An International Journal，2018，23(4): 278 - 292.

［9］ XU J，LIU S，YU X. Bridging the translation gap and building the translation platform: translational medicine at Peking Union Medical College Hospital［J］. Science China-Life Sciences，2016，59(10): 1048 - 1050.

［10］ BEHZADIFAR M，MARTINI M. The barriers to the full implementation of strategic purchasing and the role of health policy and decision-makers: past, current status, ethical aspects and future challenges［J］. Journal of Preventive Medicine and Hygiene，2020，61(1): E119 - E124.

［11］ SANDERSON J，LONSDALE C，MANNION R. Inside the black box: organisational buying behaviour and strategic purchasing in healthcare：a response to recent commentary [J]. International Journal of Health Policy and Management，2019，8(11)：675 - 677.

[12] 李建军. 公立医院现代经济管理体系的理论设计与探索[J]. 会计之友，2020(21)：2 - 8.

[13] 童叶青，殷晓旭，王雷，等. 我国 4P 医学服务模式的展望[J]. 公共卫生与预防医学，2020，31(02)：1 - 3.

[14] 王星宇，蒋海泥，程龙，等. 健康中国战略背景下价值医疗的医院实践[J]. 中国医院管理，2021，41(01)：94 - 96.

[15] 刘蕊，秦环龙，熊肇明，等. 公立医院内部治理体系和治理能力现代化的实践探索[J]. 中国医院管理，2021，41(01)：90 - 93.

[16] 佟伟. 以服务绘制数字化转型全景图[J]. 现代制造，2020(21)：14.

[17] TORKZAD A，BEHESHTINIA M A. Evaluating and prioritizing hospital service quality [J]. International Journal of Health Care Quality Assurance，2019，32(2)：332 - 346.

[18] POURMOHAMMADI K，HATAM N，SHOJAEI P，et al. A comprehensive map of the evidence on the performance evaluation indicators of public hospitals：a scoping study and best fit framework synthesis[J]. Cost Effectiveness and Resource Allocation，2018，16(1).

[19] GASTALDI L，APPIO F P，CORSO M，et al. Managing the exploration-exploitation paradox in healthcare[J]. Business Process Management Journal，2018，24(5)：1200 - 1234.

[20] LEE M. Strategies for promoting the medical device industry in Korea：an analytical hierarchy process analysis[J]. International Journal of Environmental Research and Public Health，2018，15(12)：2659.

[21] SPAULDING A，EDWARDSON N，ZHAO M. Hospital value-based purchasing performance[J]. Journal of Healthcare Management，2018，63(1)：31 - 48.

[22] TSENG J，SAMAGH S，FRASER D，et al. Catalyzing healthcare transformation with digital health：performance indicators and lessons learned from a Digital Health Innovation Group[J]. Healthcare，2018，6(2)：150 - 155.

[23] THEOBALD S，BRANDES N，GYAPONG M，et al. Implementation research：new imperatives and opportunities in global health[J]. Lancet，2018，392(10160)：2214 - 2228.

[24] HININGS B，GeGENHUBER T，GREENWOOD R. Digital innovation and transformation：an institutional perspective[J]. Information and Organization，2018，28(1)：52 - 61.

[25] HOWARTH A，QUESADA J，SILVA J，et al. The impact of digital health interventions on health-related outcomes in the workplace：a systematic review[J]. Digital Health，2018(4)：1-8.

[26] SKJØLSVIK T，BREUNIG K J. Picking professionals：a client-centric knowledge assessment framework[J]. Measuring Business Excellence，2018，22(4)：333 - 345.

[27] SAGGI M K，JAIN S. A survey towards an integration of big data analytics to big insights for value-creation[J]. Information Processing & Management，2018，54(5)：758 - 790.

［28］FADDIS A. The digital transformation of healthcare technology management［J］. Biomed Instrum Technol，2018，52(s2)：34－38.

［29］BRANDON－JONES A，KNOPPEN D. The role of strategic purchasing in dynamic capability development and deployment［J］. International Journal of Operations & Production Management，2018，38(2)：446－473.

［30］孙华,杨莉,张进. 医院采购监督模式的重建与优化［J］. 医院管理论坛,2019,36(11)：5－7.

［31］王艳,王星. 公立医院在政府采购中存在的问题及管理对策［J］. 管理观察,2019(33)：177－178.

［32］LOPES C M，SCAVARDA A J，CARVALHO M N M D，et al. The business model and innovation analyses：the sustainable transition obstacles and drivers for the hospital supply chains［J］. Resources，2019，8(1)：3.

［33］FRIEDSON A I，HORRACE W C，MARIER A F. So many hospitals，so little information：how hospital value-based purchasing is a game of chance［J］. Southern Economic Journal，2019，86(2)：773－799.

［34］DELBRÜGGER T，ROSSMANN J. Representing adaptation options in experimentable digital twins of production systems［J］. International journal of computer integrated manufacturing，2019，32(4－5)：352－365.

［35］SAVASTANO M，BELLINI F，D Ascenzo F，et al. Technology adoption for the integration of online-offline purchasing［J］. International Journal of Retail & Distribution Management，2019，47(5)：474－492.

［36］PALUMBO R，MANESH M F，PELLEGRINI M M，et al. Exploiting inter-organizational relationships in health care：a bibliometric analysis and literature review［J］. Administrative Sciences，2020，10(3)：57.

［37］SHIN N，KWAG T，PARK S，et al. Effects of operational decisions on the diffusion of epidemic disease：a system dynamics modeling of the MERS－CoV outbreak in South Korea ［J］. Journal of Theoretical Biology，2017，5(421)：39－50.